Mettez-vous au défi avec le

WALL PILATES

W0198772

Les meilleures séances d'entraînement de **10 minutes** *à faire chez soi avec des illustrations étape par étape pour un ventre plat, des jambes toniques et des fessiers fermes*

Chloé Bernard
Catherine Leroy

Sommaire

INTRODUCTION

Dans le monde d'aujourd'hui, où les exigences et les distractions de la vie moderne peuvent facilement nous déséquilibrer, la recherche de l'harmonie et du bien-être n'a jamais été aussi cruciale. C'est dans ce contexte qu'une pratique unique et revitalisante voit le jour : le Pilates au mur.

Dans les pages de ce livre, nous nous lançons dans une exploration du Pilates mural, une approche inventive de la santé holistique qui s'inspire du Pilates traditionnel tout en incorporant les éléments stabilisateurs du mur. Cette fusion de la sagesse ancestrale et des idées contemporaines offre une voie pour cultiver la force intérieure, augmenter la flexibilité et restaurer l'équilibre du corps et de l'esprit.

La méthode Pilates, développée à l'origine par Joseph Pilates au début du XXe siècle, est depuis longtemps reconnue pour sa capacité à sculpter le corps, à aligner la colonne vertébrale et à favoriser une profonde prise de conscience de soi. S'appuyant sur ces principes fondamentaux, le pilates au mur introduit une nouvelle dimension, en utilisant le mur comme support pour fournir un soutien, une résistance et des points de référence supplémentaires.

Dans les chapitres suivants, nous approfondissons les subtilités de cette pratique transformatrice. Nous explorons comment le mur devient un allié puissant dans votre voyage vers le bien-être holistique. Que vous soyez un adepte convaincu du Pilates ou un nouveau venu à la recherche d'une approche globale du bien-être, ce livre présente des idées, des techniques et des exercices adaptés à différents niveaux de compétences et d'aspirations.

Grâce à des explications claires, des aides visuelles vivantes et des anecdotes réelles de développement personnel, nous vous guidons à travers les nuances du pilates au mur. Découvrez comment le mur sert de toile pour le mouvement et l'introspection, vous permettant de forger une connexion plus profonde avec votre corps et d'amplifier les bénéfices de votre pratique. Au cours de ce voyage, vous découvrirez le potentiel du mur non seulement comme support physique mais aussi pour favoriser une profonde harmonie entre votre résistance physique et votre force mentale.

Nous vous invitons à découvrir le potentiel du Wall Pilates - une pratique qui s'étend au-delà du studio et vous encourage à trouver la force dans la vulnérabilité, la stabilité dans la flexibilité, et un sens extraordinaire de l'équilibre. En vous plongeant dans ces pages et en absorbant les principes qu'elles contiennent, vous découvrirez l'art du mouvement conscient et l'extraordinaire connexion entre votre moi intérieur et le mur qui vous soutient.

Êtes-vous prêt à vous embarquer dans cette expédition transformatrice de découverte de soi ? Rejoignez-nous pour nous rapprocher du mur et du cœur de notre être, en explorant ensemble le monde captivant du Wall Pilates.

Qu'est-ce que le Pilates au mur ?

Le Wall Pilates est une forme spécialisée de Pilates qui utilise un mur comme support pour améliorer et approfondir les exercices de Pilates. La méthode Pilates est un système d'exercices mis au point par Joseph Pilates, qui se concentre sur le développement de la force centrale, l'amélioration de la flexibilité et la promotion de la conscience et du contrôle du corps en général. Il s'agit d'une série de mouvements contrôlés effectués sur un tapis ou à l'aide de divers équipements.

Dans le Wall Pilates, le mur devient une partie intégrante de la pratique, apportant soutien, résistance et stabilité. Le mur est utilisé comme point de référence pour aider les pratiquants à aligner correctement leur corps et à engager efficacement des muscles spécifiques. Il permet aux individus d'explorer les mouvements d'une nouvelle manière, en mettant l'accent sur l'interaction entre le corps et le mur pour une meilleure prise de conscience et un meilleur contrôle.

Voici comment fonctionne généralement le Wall Pilates :

1. **Alignement et soutien :** Le mur sert de surface de soutien contre laquelle le corps peut s'aligner. Les pratiquants peuvent utiliser le mur pour vérifier leur posture, l'alignement de leur colonne vertébrale et leur équilibre. Ce soutien peut être particulièrement bénéfique pour les débutants ou les personnes à mobilité réduite.
2. **Résistance et engagement :** Le mur ajoute de la résistance à certains mouvements, créant ainsi des défis supplémentaires pour les muscles. Cela peut intensifier l'entraînement et favoriser la force et l'endurance musculaires. En appuyant sur le mur ou en l'utilisant comme point de résistance, les pratiquants engagent les muscles plus profondément.
3. **Étirements et flexibilité :** Le mur peut également être utilisé pour faciliter les exercices d'étirement et de flexibilité. Les praticiens

peuvent s'appuyer sur le mur pour réaliser des étirements plus profonds, ce qui contribue à améliorer la souplesse générale.

4. **Conscience et retour d'information :** Le mur fournit un retour d'information immédiat, permettant aux pratiquants de sentir comment leur corps interagit avec la surface. Cette prise de conscience permet d'améliorer l'alignement du corps, l'engagement des muscles et la précision des mouvements.
5. **Variété d'exercices :** Le Pilates mural peut englober une large gamme d'exercices Pilates traditionnels adaptés au mur. Des presses à jambes et des squats aux étirements du dos et aux exercices de base, le mur apporte des variations à des mouvements bien connus.
6. **Connexion corps-esprit :** Comme le Pilates traditionnel, le Wall Pilates met l'accent sur le lien entre le corps et l'esprit, en encourageant l'attention et la concentration pendant chaque mouvement. La présence du mur peut aider les pratiquants à se connecter à leur corps et à leurs mouvements à un niveau plus profond.

Dans l'ensemble, le Pilates au mur ajoute une dimension unique à la pratique, offrant aux pratiquants une manière différente d'expérimenter et d'explorer leur corps. Il peut être particulièrement bénéfique pour les personnes qui cherchent à améliorer leur posture, à renforcer leur tronc, à accroître leur flexibilité et à améliorer leur expérience globale du Pilates. Bien qu'il ne soit pas aussi connu que le Pilates traditionnel sur tapis ou le Pilates sur équipement, le Wall Pilates est reconnu comme une approche innovante et efficace de la remise en forme du corps et de l'esprit.

Peut-on faire du Pilates sur un mur ?

Oui, vous pouvez tout à fait pratiquer le Pilates en utilisant un mur comme support. Le Pilates mural consiste à adapter les exercices traditionnels de Pilates en y intégrant le support, la résistance et la stabilité du mur. Le mur sert d'outil supplémentaire pour améliorer votre entraînement de Pilates et approfondir la connexion entre le corps et l'esprit. Voici quelques exemples d'exercices de Pilates qui peuvent être réalisés à l'aide d'un mur :

1. **Wall Roll Down:**
    - Placez-vous face au mur, les pieds écartés à la largeur des hanches et les paumes appuyées contre le mur.
    - Articulez lentement votre colonne vertébrale en descendant, en maintenant le contact avec le mur.
    - Imaginez que vous éloignez votre colonne vertébrale du mur pendant que vous descendez, puis inversez le mouvement pour remonter.
2. **Squats muraux :**
    - Mettez-vous debout, le dos contre le mur et les pieds à peu près à la largeur des hanches.
    - Glissez le long du mur jusqu'à la position accroupie, en veillant à ce que vos genoux soient alignés sur vos chevilles.
    - Maintenez la position accroupie pendant quelques respirations, en sollicitant votre tronc et vos cuisses, puis remontez.
3. **Wall Angels:**
    - Allongez-vous sur le dos, les pieds contre le mur et les genoux pliés à un angle de 90 degrés.

- Tendez les bras sur les côtés, en gardant les paumes en contact avec le mur.
- Faites glisser lentement vos bras vers le haut le long du mur, en les gardant en contact avec la surface, puis redescendez.

4. **Wall Bridge:**
    - Allongez-vous sur le dos, les pieds sur le mur et les genoux pliés.
    - Appuyez vos pieds sur le mur tout en soulevant vos hanches du sol, créant ainsi une position de pont.
    - Redescendez les hanches vers le sol en gardant le contrôle.
5. **Wall Teaser:**
    - Asseyez-vous sur le sol, face au mur, les pieds contre celui-ci, les jambes tendues.
    - Penchez-vous légèrement en arrière, en engageant votre tronc, et soulevez vos pieds du sol tout en étendant vos jambes.
    - Tendez simultanément les bras vers l'avant, en gardant l'équilibre et en créant une forme de "V" avec votre corps.

Il ne s'agit là que de quelques exemples de la manière dont vous pouvez adapter les exercices Pilates pour y intégrer le mur. Le mur fournit un point de référence, un support et une résistance qui peuvent vous aider à affiner vos mouvements, votre alignement et l'engagement de groupes musculaires spécifiques. Le Pilates mural, lorsqu'il est exécuté correctement, est un exercice incroyablement efficace qui offre les mêmes avantages que le Pilates classique.

Avantages de la méthode Wall Pilates

Le Pilates sur le mur présente les mêmes avantages en termes de flexibilité, de force et d'endurance que le Pilates classique. Mais ce type de Pilates a aussi ses propres avantages. Voici vingt avantages du Pilates sur le mur que vous auriez aimé connaître plus tôt.

Accessibilité :

Il est peu probable qu'un réformateur de Pilates trouve sa place dans un salon de taille standard. Mais une barrière ? C'est une autre histoire. Tout le monde peut pratiquer le Pilates mural ; il suffit d'avoir un endroit où s'allonger avec les bras tendus. Si le coût élevé d'un abonnement à un studio de Pilates vous empêche d'essayer cette méthode, le Pilates mural est une option fantastique. Les nombreux avantages de la méthode Pilates peuvent être obtenus de cette manière, à un prix incroyablement abordable. Enfin, le Pilates mural est la meilleure solution lorsque vous ne pouvez pas vous rendre au studio pour quelque raison que ce soit. Que vous soyez en déplacement pour le travail ou pour le plaisir, vous n'avez besoin que d'un mur pour pratiquer le Pilates.

Augmentation de la force et de la fonction du tronc :

Ce n'est pas pour rien que le centre du corps est appelé le moteur. Il contribue à la posture en maintenant le bassin et la colonne vertébrale en place et est impliqué dans presque tous les mouvements. Les mouvements de Pilates sollicitent le tronc, c'est-à-dire les abdominaux, les obliques, les hanches et le bas du dos. En utilisant uniquement le poids de votre corps et le mur comme résistance, vous pouvez renforcer votre tronc, et pas seulement vos abdominaux. En conséquence, vous ressentirez moins d'inconfort dans le bas du dos et les hanches, votre plancher pelvien sera plus solide et vous aurez globalement plus confiance en vous.

Amélioration de l'alignement de la colonne vertébrale :

Ce n'est pas pour rien que la partie médiane du corps est appelée la salle des machines. Elle contribue à l'équilibre et à la posture en maintenant la colonne vertébrale et le bassin stables. Le tronc comprend les abdominaux, les obliques, les hanches et le bas du dos ; toutes ces zones sont sollicitées dans les exercices de Pilates. Vous pouvez renforcer votre corps, et pas seulement vos abdominaux, en utilisant le poids de votre corps et le mur comme résistance. Vous ressentirez moins d'inconfort dans le bas du dos et les hanches, vous contrôlerez mieux votre plancher pelvien et vous vous tiendrez plus droit.

Soulagement des douleurs dorsales :

Ce n'est pas pour rien que le milieu du corps est appelé le moteur. En plus de faire partie intégrante de chacun de nos mouvements, il maintient notre colonne vertébrale et notre bassin en place. Les exercices de la méthode Pilates ciblent l'ensemble du corps, y compris les abdominaux, les obliques, les hanches et le bas du dos. L'activité contre un mur, en utilisant le poids de votre corps comme résistance, renforce votre tronc, et pas seulement vos abdominaux. En conséquence, vous ressentirez moins d'inconfort au niveau du dos et des hanches, vous contrôlerez mieux vos intestins et votre vessie et vous vous tiendrez plus droit.

Diminution du risque de blessure :

Ce n'est pas pour rien que le centre du corps est appelé le moteur. Chacun de nos mouvements dépend de son fonctionnement pour maintenir la stabilité de notre colonne vertébrale et de notre bassin. Les exercices de Pilates ciblent l'ensemble du tronc, qui comprend les abdominaux, les obliques, les hanches et le bas du dos. Tous les muscles du tronc, et pas seulement les abdominaux, peuvent être sollicités en utilisant uniquement le poids du corps et la résistance du mur. En conséquence, vous ressentirez moins d'inconfort dans le bas du dos et les hanches, votre plancher pelvien sera plus robuste et votre posture sera plus droite.

Boost énergétique :

Les exercices de Pilates axés sur la respiration sont essentiels. De nombreuses activités visent à vous apprendre à respirer plus profondément et plus efficacement. La respiration profonde est bénéfique car elle oxygène le sang et stimule le système circulatoire. De plus, elle contribue à détendre le système nerveux, ce qui peut vous donner plus d'énergie. Comme il s'agit d'un exercice à faible impact, vous ne serez pas aussi fatigué après l'effort. Votre vitalité quotidienne s'en trouvera accrue.

Amélioration de la proprioception :

La "proprioception" décrit la capacité physique à percevoir une position dans l'espace. Elle vous permet de marcher sans voir où vont vos pieds ou de toucher votre nez alors que vous ne les voyez pas. La compréhension de sa propre zone corporelle est cruciale pour les athlètes, car elle peut contribuer à prévenir les blessures. Les exercices de Pilates au mur peuvent améliorer la proprioception en vous incitant à maintenir la stabilité et l'équilibre. Vous aurez une idée plus précise de l'emplacement spatial de votre corps en vous entraînant à le bouger dans différents plans de mouvement. Que ce soit sur le terrain ou ailleurs, cela peut vous aider à prévenir les blessures.

Soulagement du stress :

Aujourd'hui plus que jamais, il est essentiel de trouver des méthodes pour se détendre et se relaxer face au stress de la vie moderne. Les endorphines sont les substances chimiques naturelles de bien-être du corps, et l'exercice est une excellente méthode pour en augmenter la quantité. En raison de sa nature douce et sans impact, le Pilates est bien adapté pour soulager le stress. La nature réfléchie de ces activités s'est avérée bénéfique pour la clarté mentale et la disposition d'esprit. Outre les exercices de Pilates, notre logiciel de fitness comprend également une variété d'autres séances d'entraînement. Les clients de Better Me bénéficient des connaissances approfondies de l'entreprise en matière de fitness, de nutrition et d'inspiration. Téléchargez dès maintenant l'application si vous souhaitez améliorer votre condition physique.

Soulagement des douleurs menstruelles :

La méthode Wall Pilates est bénéfique pour soulager les crampes menstruelles. Ces étirements ciblent les muscles du bassin et du bas du dos, ce qui peut aider à soulager l'inconfort. L'augmentation du flux sanguin dans la région contribue également à réduire l'inflammation.

Flexibilité et mobilité accrues :

Les termes "flexibilité" et "mobilité" sont parfois utilisés de manière interchangeable, malgré leurs différences significatives lorsqu'il s'agit de la capacité d'une personne à s'adapter à de nouvelles situations. Ce concept peut être plié ou étiré comme un élastique pour s'adapter à de nombreux problèmes. Il conserve sa forme après avoir été tourné ou tiré de plusieurs façons. Maintenant, imaginez une tige d'acier : ce n'est pas quelque chose qui peut se plier. Il n'y a pas beaucoup de jeu ou de marge de manœuvre.

À l'inverse, la mobilité décrit l'ampleur des mouvements qu'une personne peut effectuer sur une articulation donnée. L'amplitude de mouvement d'une articulation augmente avec sa mobilité. Si vous avez une bonne mobilité de l'épaule, vous pouvez rapprocher vos omoplates l'une de l'autre lorsque vous levez les bras au-dessus de votre tête. Une personne dont la mobilité de l'épaule est limitée ne pourra peut-être lever les bras qu'à environ 90 degrés. Faire des mouvements de Pilates contre un mur peut augmenter votre amplitude de mouvement et votre flexibilité. Les étirements favorisent l'allongement des muscles et l'augmentation de la mobilité des articulations. Cela peut entraîner une amélioration de votre amplitude de mouvement et de votre confort.

Amélioration de la circulation :

Une faible circulation sanguine peut entraîner de la fatigue, des œdèmes et même des varices. En encourageant la respiration profonde et en stimulant le passage des fluides dans tout le corps, les mouvements du Pilates mural peuvent contribuer à améliorer la circulation. L'amélioration de la circulation sanguine et la réduction du risque de varices résultant de ces exercices sont également bénéfiques pour les muscles environnants des veines.

Amélioration de la digestion :

La méthode Pilates sur le mur nécessite des mouvements doux qui massent les organes internes et favorisent la digestion. Cela peut être bénéfique si vous souffrez de constipation, de ballonnements ou de gaz. Grâce à l'amélioration de la circulation, l'apport en air et en nutriments au cerveau peut être accéléré, contribuant ainsi à la guérison et à la vitalité.

Système immunitaire renforcé :

Le Wall Pilates, comme d'autres formes d'exercice, renforce le système immunitaire. Pour maximiser les bienfaits des exercices pour vos poumons, il est essentiel de respirer profondément pendant chaque série. Votre corps sera ainsi mieux à même de lutter contre les maladies et de rester en bonne santé en général.

Une plus grande densité osseuse :

L'ostéoporose est une maladie qui fragilise les os et les rend susceptibles de se briser facilement. Bien que les personnes âgées soient touchées de manière disproportionnée, tout le monde peut en être atteint. Étant donné qu'il contribue à la formation et à l'entretien des os, l'exercice est un excellent moyen de lutter contre l'ostéoporose et de la gérer. Grâce aux mouvements de charge, le Pilates est parfait pour la santé osseuse. Il a été démontré que ces exercices augmentent la masse osseuse en stimulant la production de nouvelles cellules osseuses et en réduisant la dégradation des cellules existantes. Cela permet d'augmenter la densité osseuse et de réduire les risques de fracture.

Amélioration du fonctionnement cognitif :

La diminution des capacités cognitives qui survient avec l'âge est inévitable, même si des facteurs tels que l'inactivité peuvent l'accélérer. Des études ont montré qu'une activité physique régulière peut renforcer les capacités cognitives et retarder l'apparition du déclin cognitif. Plusieurs indicateurs de la santé mentale s'améliorent avec l'exercice Pilates. L'entraînement Pilates a été associé à des améliorations du flux sanguin cérébral, de la mémoire et de la durée de vie des neurones liés à l'apprentissage, ainsi que des neurotransmetteurs.

Plus de motivation :

Le manque de motivation est un obstacle courant pour toute personne essayant d'adopter un mode de vie plus sain et actif. Il peut être difficile de rester motivé lorsque vous ne constatez pas de résultats immédiats ou lorsque votre régime d'entraînement devient ennuyeux. La motivation peut être stimulée à l'aide du Wall Pilates, qui propose un type d'exercice nouveau et rigoureux. En outre, les exercices peuvent être modifiés pour répondre à un large éventail de niveaux de compétence. Au fur et à mesure que vous devenez plus fort et plus en forme, vous pouvez progressivement augmenter la difficulté de vos séances d'entraînement.

Une meilleure vie intime :

Selon plusieurs études, l'amélioration de la qualité de vie et du plaisir sexuel est liée à la solidité du plancher pelvien. Les muscles du plancher pelvien se contractent pendant les rapports sexuels pour soutenir la vessie et d'autres organes internes. Le Pilates est un excellent moyen de renforcer le plancher pelvien, ce qui peut contribuer au contrôle de la vessie, à l'incontinence et à la libido.

Amélioration des performances sportives :

Les athlètes peuvent améliorer leurs performances grâce au Wall Pilates en augmentant leur puissance, leur agilité et leur contrôle postural. L'équilibre et la coordination sont deux autres domaines qui peuvent bénéficier de ces séances d'entraînement. Le golf, le tennis, le basket-ball et le football sont des sports populaires qui peuvent bénéficier du Pilates mural. Les joueurs de tennis peuvent améliorer leur équilibre et leur coordination, tandis que les golfeurs peuvent augmenter l'amplitude de leurs mouvements.

Un meilleur sommeil :

Un meilleur sommeil peut être obtenu en ajoutant le Pilates à votre programme hebdomadaire. Il a été démontré que la méditation et d'autres formes d'entraînement à la relaxation, comme les exercices de respiration profonde, ont un effet bénéfique sur le niveau de stress. Il peut en résulter un sommeil de meilleure qualité et plus long.

Ce dont vous avez besoin pour commencer le Wall Pilates

Le Wall Pilates est une forme d'exercice à faible impact qui est accessible, pratique et efficace pour les personnes de tous âges et de toutes capacités. Si vous souhaitez vous initier au Wall Pilates, voici ce dont vous aurez besoin pour commencer.

1. Un mur : L'équipement le plus important dont vous aurez besoin pour le Wall Pilates est un mur. Vous utiliserez le mur pour vous soutenir et vous équilibrer pendant la plupart des exercices, il est donc important d'avoir un mur solide capable de supporter votre poids.
2. Un tapis : Bien qu'il ne soit pas strictement nécessaire, un tapis peut être utile pour améliorer le confort pendant les exercices de Wall Pilates. Vous pouvez acheter un tapis de Pilates ou utiliser un tapis d'exercice normal ou un tapis de yoga.
3. Vêtements confortables : Il est important de porter des vêtements confortables et ajustés pour effectuer les exercices de Wall Pilates. Les vêtements amples peuvent vous gêner et vous empêcher d'effectuer les exercices correctement.
4. Chaussures : Bien que certains exercices de Wall Pilates puissent être effectués pieds nus, il est important de porter des chaussures de soutien pour protéger vos pieds et éviter les blessures. Choisissez une paire de chaussures de sport confortables ou des chaussures de cross-training offrant un bon soutien et une bonne stabilité.
5. L'eau : Il est important de rester hydraté pendant toute forme d'exercice, et le Wall Pilates ne fait pas exception. Assurez-vous d'apporter une bouteille d'eau avec vous pour rester hydraté pendant votre séance d'entraînement.
6. DVD de Pilates ou tutoriel en ligne : Si vous êtes novice en matière de Wall Pilates, il peut être utile de disposer d'un DVD

de Pilates ou d'accéder à un didacticiel en ligne. Cela peut vous aider à apprendre la forme et les techniques correctes pour chaque exercice, et vous fournir des conseils et de l'inspiration pour vos séances d'entraînement.

7. Équipement optionnel : Selon vos besoins et vos préférences, vous pouvez choisir d'intégrer du matériel supplémentaire à votre programme de Wall Pilates. Il peut s'agir d'un ballon de Pilates, d'une bande de résistance ou d'un rouleau en mousse.

En conclusion, pour commencer le Wall Pilates, tout ce dont vous avez besoin, c'est d'un mur, d'un tapis, de vêtements confortables, de chaussures, d'eau et d'un DVD de Pilates ou d'un tutoriel en ligne. Des équipements optionnels peuvent être ajoutés à votre programme en fonction de vos besoins, mais ces éléments essentiels vous donneront tout ce dont vous avez besoin pour démarrer et commencer à profiter des nombreux avantages du Wall Pilates.

COMMENÇONS!

Bienvenue dans le monde transformateur des exercices de Wall Pilates - un chapitre consacré à la fusion des mouvements conscients, de la conscience du corps et de la force dynamique qu'offrent ces exercices. Dans ce chapitre, nous allons plonger dans une collection complète de mouvements de Wall Pilates conçus pour solliciter vos muscles, défier votre équilibre et améliorer votre bien-être général.

Au seuil de ce chapitre, imaginez un espace où le mur devient plus qu'une simple barrière ; il évolue en un outil polyvalent qui nous soutient, nous guide et nous incite à explorer de nouvelles dimensions de notre potentiel physique. Chaque exercice a été soigneusement conçu pour exploiter la synergie entre votre corps et le mur, créant ainsi une union harmonieuse qui étire, renforce et dynamise.

De la descente en roulé-boulé qui déploie doucement votre colonne vertébrale aux squats muraux revigorants qui fortifient le bas du corps, chaque mouvement a sa raison d'être pour sculpter un physique équilibré. Vous vous engagerez dans des exercices tels que Wall Teaser et Wall Plank, qui repoussent les limites de la stabilité et de la coordination, réveillant les muscles endormis et favorisant une connexion accrue entre le corps et l'esprit.

Le mur, par sa présence inébranlable, agit comme une force directrice. Il vous aide à affiner votre posture, à enrichir votre amplitude de mouvement et à offrir une résistance douce qui vous propulse vers un bien-être holistique. En parcourant les exercices de Wall Pilates, vous découvrirez les subtilités de chaque mouvement, ce qui vous permettra de vous aligner correctement et de maximiser les bénéfices de chaque répétition.

Pendant que vous vous plongez dans ce chapitre, rappelez-vous que ces exercices s'adressent à tous les niveaux d'expérience. Que vous soyez un praticien chevronné cherchant à approfondir sa pratique ou un nouveau venu curieux désireux de s'engager sur cette voie, les instructions soigneusement détaillées vous accompagneront à chaque étape.

Embarquez donc dans ce voyage avec curiosité et ouverture d'esprit. Laissez le mur être votre allié et les exercices vos repères pour naviguer dans le monde revigorant du Wall Pilates. Engagez votre corps, maîtrisez votre respiration et dévoilez le potentiel de transformation que recèle chaque mouvement. Avançons dans ce chapitre, prêts à explorer, renforcer et élever notre bien-être grâce à la puissance des exercices de Wall Pilates.

Top 20 des exercices de pilates muraux

Vous trouverez ci-dessous les 20 meilleurs exercices de Pilates sur le mur, regroupés en fonction des groupes musculaires ciblés. Continuez à lire et découvrez comment exécuter chacun d'entre eux. Vous comprendrez également quels sont les avantages de chaque exercice afin de personnaliser au maximum votre entraînement en fonction de vos besoins et de vos désirs.

Bras et épaules :

- Wall Push-Ups
- Wall Arm Circles
- Wall Pike
- Wall Arm Press

Jambes et bas du corps :

- Wall Squats
- Wall Leg Lifts
- Wall Scissor
- Wall Side Leg Lifts
- Wall Hamstring Stretch
- Wall Corkscrew

Noyau et torse :

- Wall Roll Down
- Wall Teaser
- Wall Bridge
- Wall Plank
- Wall Cat-Cow

- Wall Spine Stretch
- Wall Mermaid Stretch
- Wall Roll Up
- Wall Chest Opener

Cette division donne un aperçu clair de la façon dont chaque exercice contribue à cibler des groupes musculaires spécifiques. N'oubliez pas que nombre de ces exercices sollicitent simultanément plusieurs groupes musculaires, ce qui favorise la force fonctionnelle et l'intégration globale du corps. En pratiquant ces exercices de Pilates sur le mur, vous découvrirez une approche holistique du renforcement et de l'équilibre des différentes parties de votre corps.

1. **Wall Roll Down:**

Tenez-vous droit, le dos contre le mur et les pieds légèrement écartés. Inspirez profondément et, en expirant, commencez à rentrer votre menton dans votre poitrine, en amorçant une flexion lente et contrôlée de votre colonne vertébrale vers l'avant. Imaginez que vous décollez votre colonne vertébrale du mur, vertèbre par vertèbre, comme si on décollait un collier de perles. Continuez à tendre le bout des doigts vers le sol en vous penchant vers l'avant, ressentant un léger étirement le long de votre colonne vertébrale et de vos muscles ischio-jambiers. Le bas du dos doit conserver sa courbe naturelle. Inspirez profondément à la fin du mouvement et, sur l'expiration, amorcez le mouvement inverse en engageant vos muscles abdominaux et en remontant chaque vertèbre le long du mur jusqu'à ce que vous vous teniez à nouveau debout.

SEQUENCE :

- Tenez-vous droit, le dos appuyé contre le mur, les pieds écartés de la largeur des hanches.
- Commencez par rentrer votre menton dans votre poitrine et commencez à articuler votre colonne vertébrale, en descendant lentement le long du mur, une vertèbre à la fois.
- Imaginez que vous décollez votre colonne vertébrale du mur en vous arrondissant, en tendant les mains vers le sol.
- Gardez vos abdominaux engagés et vos épaules détendues.
- Une fois que vous avez atteint votre étirement maximal, commencez à remonter le long du mur, en empilant les vertèbres une à une jusqu'à ce que vous soyez de nouveau en position verticale.

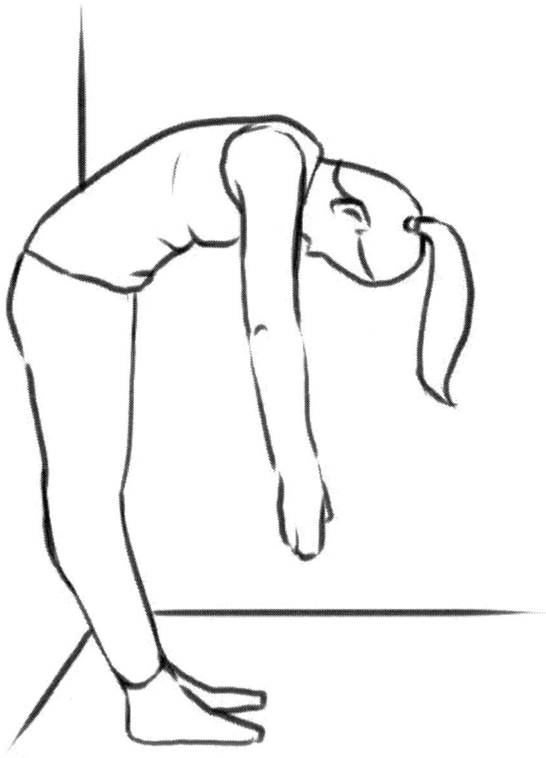

Groupes musculaires : Extenseurs de la colonne vertébrale, abdominaux, fléchisseurs de la hanche.

Avantages : Améliore la souplesse de la colonne vertébrale, renforce la conscience de l'intégrité du corps, étire les muscles fléchisseurs de la hanche.

Matériel : Aucun équipement n'est requis.

2. Squats muraux :

Placez-vous face au mur, à environ un pied de distance, et placez vos paumes contre le mur à hauteur des épaules. Les pieds sont écartés de la largeur des hanches et légèrement éloignés du mur. Inspirez en pliant les genoux, en les alignant avec les orteils, et faites glisser votre corps le long du mur. Descendez jusqu'à ce que vos cuisses soient parallèles au sol, en veillant à ce que vos genoux ne dépassent pas vos orteils. Expirez en poussant sur vos talons pour vous relever, en engageant vos fessiers et vos quadriceps.

SEQUENCE :

- Mettez-vous debout, le dos contre le mur et les pieds à peu près à la largeur des hanches.
- Glissez le long du mur en pliant les genoux jusqu'à ce qu'ils forment un angle de 90 degrés. Vos genoux doivent être alignés avec vos chevilles.
- Gardez le dos plat contre le mur et veillez à ce que vos genoux ne dépassent pas vos orteils.
- Maintenez la position accroupie, en sollicitant votre tronc et vos cuisses, pendant quelques respirations avant de vous redresser en poussant sur vos talons.

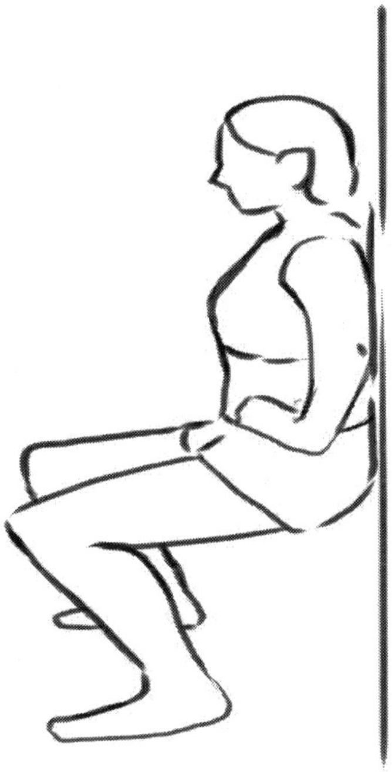

Groupes musculaires : Quadriceps, ischio-jambiers, fessiers, abdominaux.

Avantages : Renforce les muscles du bas du corps, améliore la stabilité des jambes, renforce l'engagement du tronc.

Matériel : Aucun équipement n'est requis.

3. **Wall Angels:**

Allongez-vous sur le dos, les jambes tendues vers le mur et les pieds fléchis. Placez vos bras sur le sol le long de votre corps. Inspirez en balayant vos bras au-dessus de votre tête, en laissant le bout de vos doigts toucher légèrement le mur. Expirez en ramenant les bras le long du corps. Concentrez-vous sur le maintien d'une colonne vertébrale neutre et sur l'engagement de vos muscles abdominaux tout au long du mouvement.

SEQUENCE :

- Allongez-vous sur le dos, les pieds contre le mur et les genoux pliés à un angle de 90 degrés.
- Tendez les bras sur les côtés, en gardant les paumes en contact avec le mur.
- Faites glisser lentement vos bras vers le haut le long du mur tout en maintenant le contact, puis redescendez. Ce mouvement imite celui des "anges de neige".

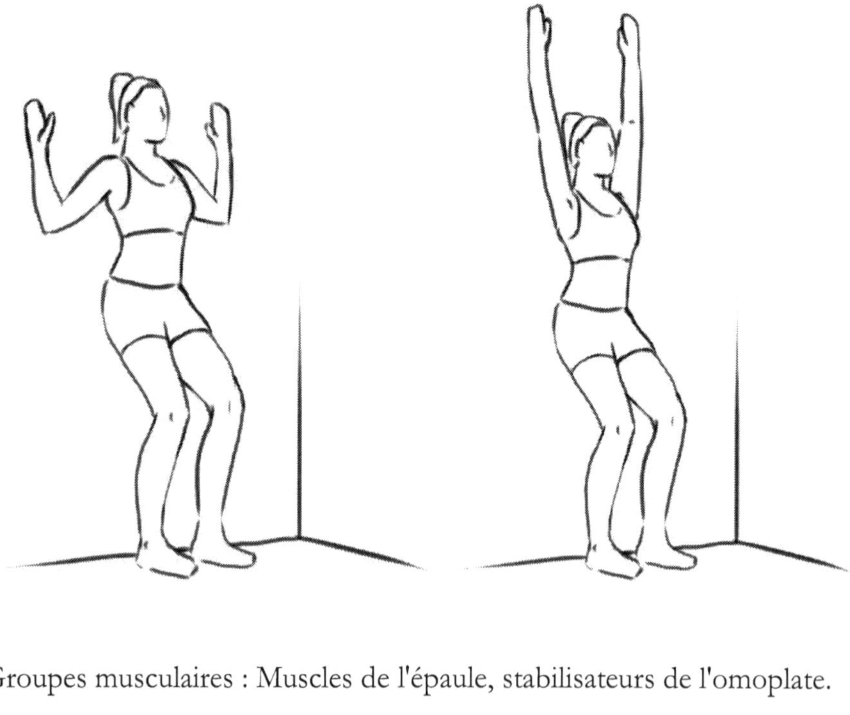

Groupes musculaires : Muscles de l'épaule, stabilisateurs de l'omoplate.

Avantages : Améliore la mobilité des épaules, sollicite les muscles du haut du dos, encourage la conscience posturale.

Matériel : Aucun équipement n'est requis.

4. Wall Bridge:

Allongez-vous sur le dos, les pieds sur le mur et les genoux pliés. Vos pieds doivent être écartés de la largeur des hanches et vos bras doivent être le long du corps. Inspirez profondément et, en expirant, appuyez vos pieds sur le mur pour décoller vos hanches du sol. Créez une ligne diagonale entre vos épaules et vos genoux. Inspirez au sommet et expirez lorsque vous redescendez vos hanches vers le sol en gardant le contrôle.

SEQUENCE :

- Allongez-vous sur le dos, les pieds sur le mur, les genoux pliés et les pieds écartés de la largeur des hanches.
- Appuyez vos pieds sur le mur tout en soulevant vos hanches du sol, créant ainsi une position de pont.
- Veillez à ce que votre poids soit bien réparti entre vos pieds et vos épaules.
- Redescendez vos hanches avec contrôle, en engageant vos fessiers et votre tronc.

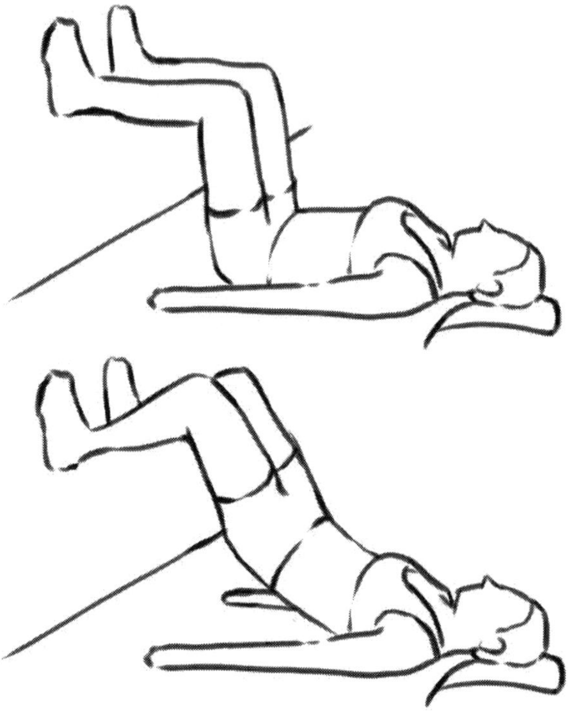

Groupes musculaires : Fessiers, ischio-jambiers, abdominaux.

Avantages : Renforce la chaîne postérieure, engage les muscles du tronc, améliore la stabilité des hanches.

Matériel : Aucun équipement n'est requis.

5. Wall Teaser:

Asseyez-vous sur le sol, face au mur, les jambes tendues et les pieds contre le mur. Placez vos mains sur le sol derrière vous pour vous soutenir. Inspirez en vous penchant légèrement en arrière, en engageant vos muscles abdominaux. Expirez en soulevant vos pieds du sol et en étendant simultanément vos jambes tout en tendant les bras vers l'avant. Créez une forme de "V" avec votre corps. Inspirez au sommet et expirez pour revenir à la position de départ.

SEQUENCE :

- Asseyez-vous sur le sol, face au mur, les pieds contre celui-ci et les jambes tendues.
- Penchez-vous légèrement en arrière, en engageant votre tronc, et soulevez vos pieds du sol tout en étendant vos jambes. Simultanément, tendez les bras vers l'avant.
- Gardez l'équilibre dans cette forme en "V", en maintenant un tronc solide et une poitrine soulevée.
- Maintenez la position pendant quelques respirations avant de revenir à la position de départ.

Groupes musculaires : Noyau, fléchisseurs de la hanche, quadriceps.

Avantages : Améliore la force de base, l'équilibre et la souplesse des hanches.

Matériel : Aucun équipement n'est requis.

6. Wall Leg Lifts:

Allongez-vous sur le côté, le bas du corps contre le mur et les jambes étendues le long de celui-ci. Utilisez votre bras inférieur pour soutenir votre tête. Inspirez en soulevant votre jambe supérieure du mur, en la gardant droite et engagée. Expirez en redescendant la jambe sans la laisser toucher le mur. Concentrez-vous sur la stabilisation de votre tronc et le maintien d'un alignement correct.

SEQUENCE :

- Allongez-vous sur le côté, les jambes étendues le long du mur, en vous appuyant sur votre bras inférieur.
- Soulevez votre jambe supérieure vers le plafond tout en la gardant droite et engagée.
- Redescendez la jambe avec contrôle, mais ne la laissez pas toucher le mur. Répétez l'exercice plusieurs fois avant de changer de côté.

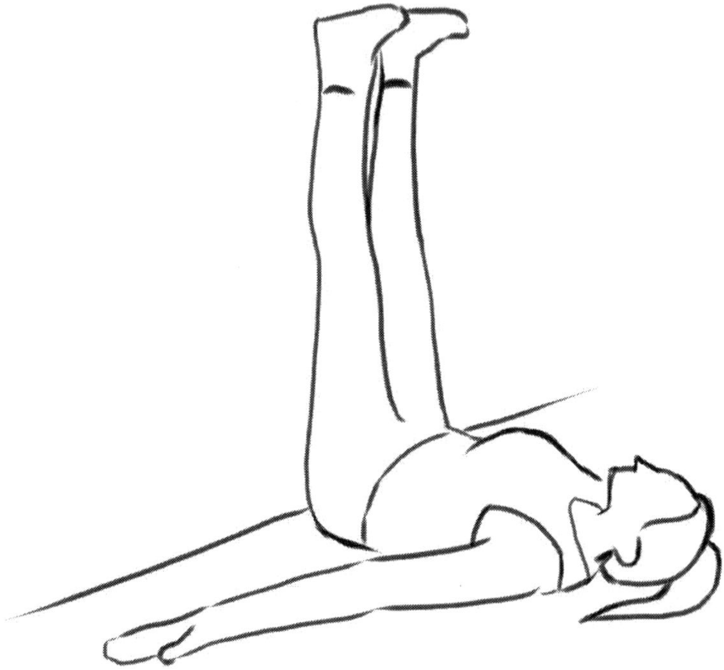

Groupes musculaires : Cuisses extérieures (abducteurs), troncs d'arbre.

Avantages : Tonifie les muscles extérieurs des cuisses, renforce le tronc, améliore la coordination des jambes.

Matériel : Aucun équipement n'est requis.

7. Pompes au mur :

Placez-vous face au mur, à quelques pas de distance, et placez vos mains sur le mur à hauteur des épaules. Inspirez en vous penchant vers le mur, en pliant les coudes et en laissant votre corps s'approcher du mur. Expirez en repoussant la position de départ en tendant les bras. Cet exercice cible la poitrine, les épaules et les triceps.

SEQUENCE :

- Placez-vous face au mur, à quelques pas de distance, et placez vos mains sur le mur à hauteur des épaules.
- Penchez-vous vers l'avant et pliez les coudes, en ramenant votre poitrine vers le mur.
- Repoussez-vous jusqu'à la position de départ, en engageant votre poitrine et vos triceps.

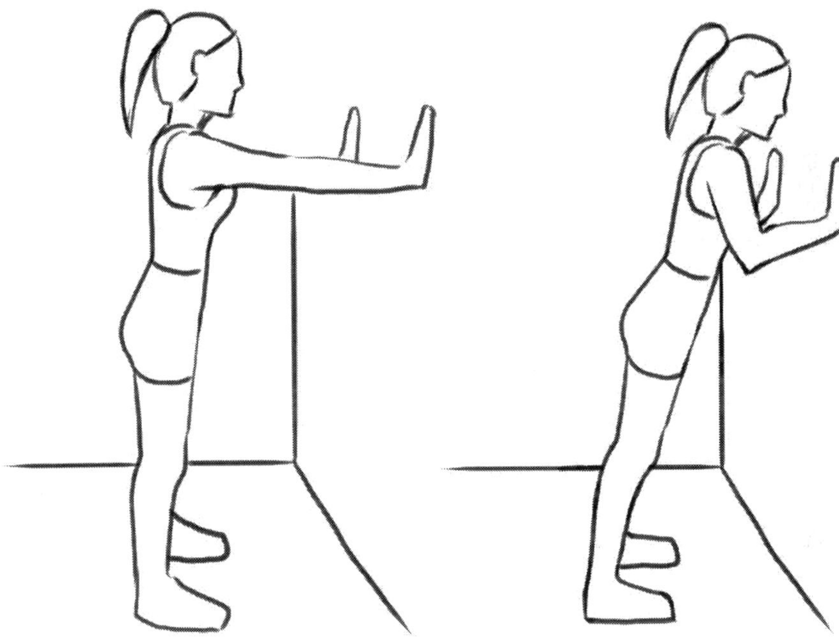

Groupes musculaires : Pectoraux, triceps, épaules.

Avantages : Développe la force du haut du corps, cible les muscles de la poitrine et des bras, offre une option de pompes modifiées.

Equipement : Mur d'appui.

8. **Wall Plank:**

Commencez en position de planche, les mains sur le sol et les pieds contre le mur. Votre corps doit former une ligne droite de la tête aux talons. Engagez vos muscles abdominaux pour éviter que vos hanches ne s'affaissent. Respirez régulièrement pendant que vous maintenez la position de la planche, en vous concentrant sur le maintien d'un alignement et d'une stabilité corrects.

SEQUENCE :

- Placez vos mains sur le mur en les écartant légèrement de la largeur de vos épaules.
- Reculez vos pieds de façon à ce que votre corps forme une ligne droite de la tête aux talons.
- Engagez votre cœur et maintenez la position de planche, en gardant une colonne vertébrale neutre et en évitant d'affaisser les hanches.

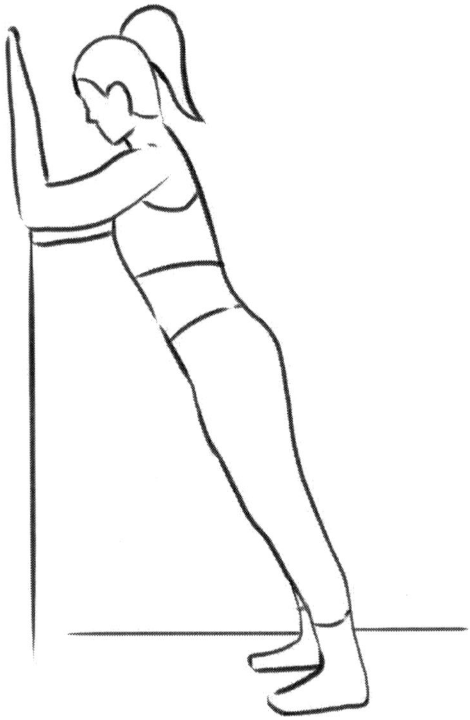

Groupes musculaires : Noyau, épaules, bras.

Avantages : Renforce les muscles du tronc, améliore la stabilité des épaules, sollicite le haut du corps.

Equipement : Mur d'appui.

9. Wall Scissor:

Allongez-vous sur le dos, les jambes tendues vers le mur. Inspirez profondément et, en expirant, descendez une jambe le long du mur tout en gardant l'autre jambe tendue vers le haut. Inspirez pour changer de jambe et continuez à alterner les jambes dans un mouvement contrôlé de ciseaux. Engagez votre tronc pour garder le bas du dos bien ancré.

SEQUENCE :

- Allongez-vous sur le dos, les jambes tendues contre le mur.
- Descendre une jambe le long du mur tout en gardant l'autre jambe tendue vers le haut.
- Alternez les jambes dans un mouvement de ciseaux, en engageant votre tronc pour stabiliser votre bassin.

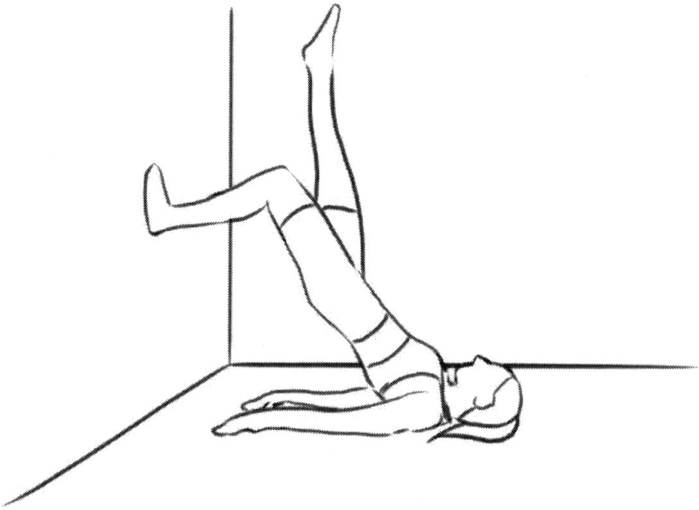

Groupes musculaires : Noyau, fléchisseurs de la hanche, abdominaux inférieurs.

Avantages : Cible les muscles abdominaux inférieurs, améliore la souplesse des hanches, stimule le contrôle du tronc.

Matériel : Aucun équipement n'est requis.

10. Wall Side Leg Lifts:

Mettez-vous de côté par rapport au mur, le côté inférieur tourné vers lui. Placez votre main inférieure sur le mur pour vous soutenir. Inspirez en soulevant votre jambe supérieure du mur, en la gardant droite et engagée. Expirez en redescendant la jambe sans la laisser toucher le mur.

Concentrez-vous sur le maintien d'un tronc solide et d'un mouvement contrôlé.

SEQUENCE

- Mettez-vous de côté par rapport au mur et appuyez-vous sur votre main inférieure.
- Soulevez votre jambe supérieure sur le côté, en la gardant droite et engagée.
- Redescendez la jambe avec contrôle, mais ne la laissez pas toucher le mur. Répétez l'exercice plusieurs fois avant de changer de côté.

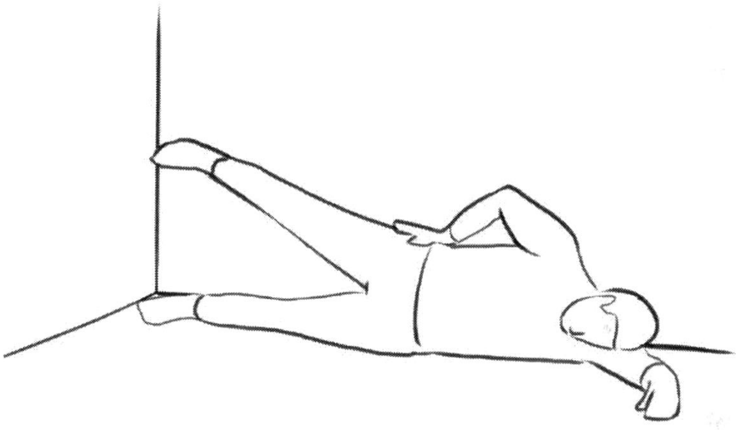

Groupes musculaires : Cuisses externes (abducteurs), stabilisateurs de la hanche.

Avantages : Tonifie les muscles extérieurs des cuisses, améliore la stabilité des hanches et la coordination des jambes.

Equipement : Mur d'appui.

11. Wall Cat-Cow:

Placez-vous face au mur, les mains posées sur celui-ci à hauteur des épaules. Inspirez profondément en cambrant le dos et en soulevant la poitrine vers le mur, en laissant le ventre descendre vers le sol (position de la vache). Expirez en arrondissant la colonne vertébrale, en appuyant les paumes sur le mur et en rentrant le menton dans la poitrine (position du chat). Alternez ces mouvements en vous concentrant sur le flux de votre respiration.

SEQUENCE

- Placez-vous face au mur et placez vos mains sur le mur à hauteur des épaules.
- Arrondissez votre colonne vertébrale en poussant vos mains contre le mur et en rentrant votre menton dans votre poitrine (position du chat).
- Arquez votre dos, soulevez votre coccyx et rapprochez votre poitrine du mur (position de la vache).
- Alternez entre les étirements du chat et de la vache, en vous concentrant sur la mobilité de la colonne vertébrale.

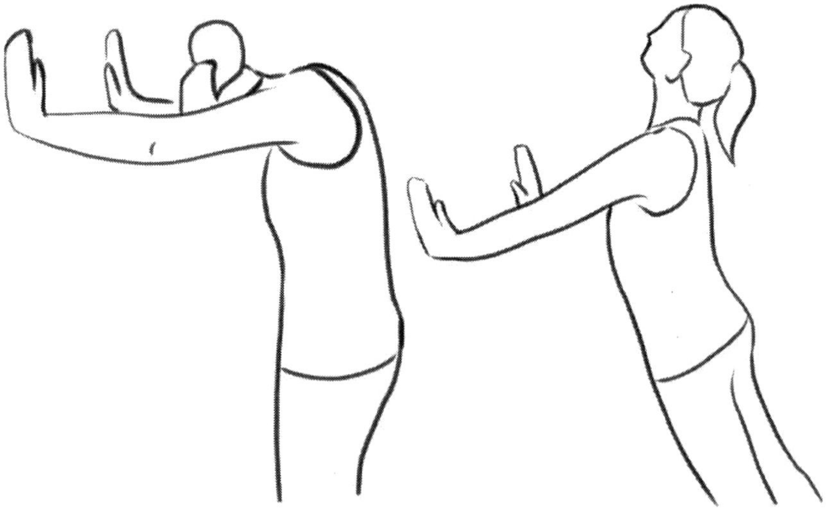

Groupes musculaires : Muscles de la colonne vertébrale et du tronc.

Avantages : Améliore la flexibilité de la colonne vertébrale, favorise la mobilité de la colonne vertébrale, engage les muscles centraux.

Equipement : Mur d'appui.

12. Wall Arm Circles:

Placez-vous face au mur, les bras tendus à la hauteur des épaules et les paumes touchant le mur. Inspirez en commençant à faire de petits cercles sur le mur avec le bout de vos doigts. Augmentez progressivement la taille des cercles tout en gardant le contrôle et en engageant les muscles de vos épaules. Après un certain nombre de cercles, inversez le sens.

SEQUENCE :

- Placez-vous face au mur, les bras tendus à hauteur des épaules, les paumes touchant le mur.
- En gardant les bras tendus, faites de petits cercles sur le mur avec le bout des doigts.
- Augmentez progressivement la taille des cercles tout en gardant le contrôle et en engageant les muscles des épaules.

Groupes musculaires : Muscles de l'épaule, stabilisateurs de l'omoplate.

Avantages : Améliore la mobilité des épaules, sollicite les deltoïdes et les muscles du haut du dos.

Equipement : Mur de résistance.

13. Wall Pike:

Commencez en position de planche, les pieds contre le mur. Inspirez profondément et, en expirant, dirigez vos mains vers le mur tout en soulevant vos hanches vers le haut, en formant un "V" inversé. Inspirez en maintenant brièvement la position de brochet, en engageant votre tronc et vos épaules. Expirez en redescendant les hanches jusqu'à la position de la planche.

SEQUENCE :

- Commencez en position de planche, les pieds contre le mur.
- Ramenez vos mains vers le mur tout en soulevant vos hanches vers le haut, en formant un "V" inversé.
- Gardez votre tronc engagé et appuyez activement vos paumes sur le sol.

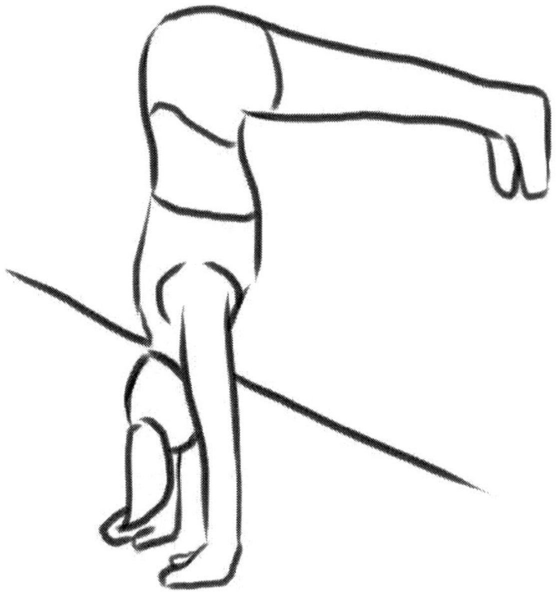

Groupes musculaires : Noyaux, épaules, ischio-jambiers.

Avantages : Renforce les muscles du tronc, engage les épaules, étire les ischio-jambiers.

Equipement : Mur d'appui.

14. Wall Hamstring Stretch:

Allongez-vous sur le dos, une jambe tendue vers le mur et l'autre vers le sol. Inspirez en utilisant une sangle ou vos mains pour guider doucement la jambe levée vers votre tête, en ressentant un étirement dans les ischio-jambiers. Gardez les deux hanches en contact avec le sol et fléchissez les orteils vers votre visage pour un étirement supplémentaire des mollets.

SEQUENCE :

- Allongez-vous sur le dos, une jambe tendue le long du mur et l'autre jambe levée vers le plafond.
- Utilisez une sangle ou vos mains pour guider doucement la jambe soulevée vers votre tête, en sentant un étirement dans les ischio-jambiers.
- Gardez les deux hanches en contact avec le sol et fléchissez les orteils vers votre visage.

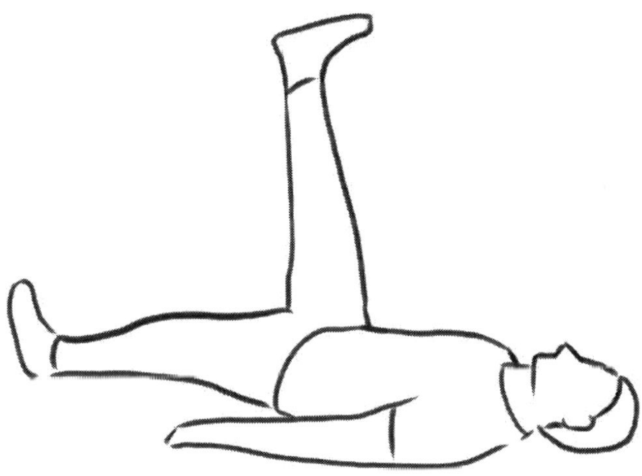

Groupes musculaires : ischio-jambiers, mollets.

Avantages : Permet un étirement en profondeur des ischio-jambiers, améliore la souplesse du bas du corps.

Equipement : Mur pour soutenir les jambes.

15. Wall Spine Stretch:

Mettez-vous debout, le dos contre le mur et les pieds écartés de la largeur des hanches. Placez vos mains sur le mur à la hauteur de vos épaules et légèrement plus larges que celles-ci. Inspirez profondément et, en expirant, appuyez vos mains sur le mur et commencez à arrondir votre colonne vertébrale, comme une version debout de la "courbe en C" de Pilates. Inspirez en allongeant la colonne vertébrale et en cambrant légèrement le dos par rapport au mur.

SEQUENCE :

- Mettez-vous debout, le dos contre le mur et les pieds écartés de la largeur des hanches.
- Placez vos mains sur le mur à la hauteur de vos épaules et légèrement plus larges que celles-ci.
- Inspirez en allongeant la colonne vertébrale, en soulevant la poitrine et en cambrant légèrement le dos. Expirez pour arrondir votre colonne vertébrale contre le mur.

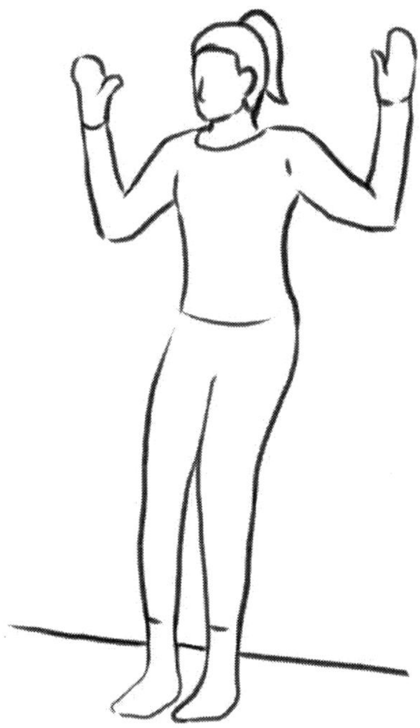

Groupes musculaires : Muscles de la colonne vertébrale et du tronc.

Avantages : Améliore la flexibilité de la colonne vertébrale, encourage la conscience posturale, engage les muscles centraux.

Equipement : Mur d'appui.

16. Wall Mermaid Stretch:

Asseyez-vous le long du mur, la hanche et la jambe inférieure contre le mur. Placez votre jambe supérieure sur le sol et votre bras supérieur sur le mur au-dessus de votre tête. Inspirez en allongeant la colonne vertébrale et expirez en vous penchant latéralement vers le mur, en sentant un étirement sur le côté de votre corps. Inspirez pour revenir à la position verticale et changez de côté.

- Asseyez-vous le long du mur, la hanche et la jambe inférieures contre le mur.

- Tendez votre jambe supérieure et placez votre bras supérieur sur le mur au-dessus de votre tête.
- Penchez-vous sur le côté en vous éloignant du mur et sentez un étirement sur le côté de votre corps. Changez de côté pour étirer les deux côtés de manière uniforme.

Groupes musculaires : Muscles latéraux du corps, obliques.

Avantages : Etire les muscles latéraux du corps, améliore la flexibilité latérale et la mobilité de la colonne vertébrale.

Equipement : Mur d'appui.

17. Wall Corkscrew:

Allongez-vous sur le dos, les jambes tendues contre le mur. Inspirez profondément et, en expirant, commencez à faire des cercles avec vos jambes le long du mur dans un mouvement circulaire contrôlé. Imaginez que vous dessinez des cercles avec vos pieds sur le mur. Après un certain nombre de cercles, inversez la direction. Concentrez-vous sur l'engagement de votre tronc pour stabiliser votre bassin tout au long du mouvement.

SEQUENCE :

- Allongez-vous sur le dos, les jambes tendues contre le mur.
- Commencez à faire tourner vos jambes le long du mur dans un mouvement circulaire contrôlé.
- Changez progressivement le sens du cercle pour solliciter la stabilité de votre tronc et la mobilité de vos hanches.

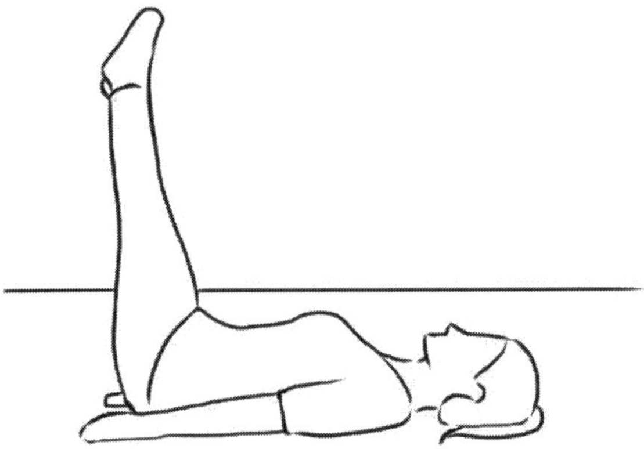

Groupes musculaires : Noyaux, obliques.

Avantages : Engage les muscles du tronc, stimule la stabilité en rotation, améliore la mobilité de la colonne vertébrale.

Equipement : Mur d'appui.

18. Wall Chest Opener:

Placez-vous face au mur et appuyez votre avant-bras contre le mur à hauteur d'épaule. Inspirez en tournant doucement votre corps pour l'éloigner du mur, en ressentant un étirement dans la poitrine et l'épaule du bras qui est contre le mur. Expirez en maintenant l'étirement pendant quelques respirations. Gardez la poitrine soulevée et évitez de courber le bas du dos.

SEQUENCE :

- Placez-vous face au mur et placez votre avant-bras contre le mur à hauteur d'épaule.
- Tournez doucement votre corps en vous éloignant du mur, en sentant un étirement au niveau de la poitrine et des épaules.

- Gardez la poitrine soulevée et évitez de cambrer excessivement le bas du dos.

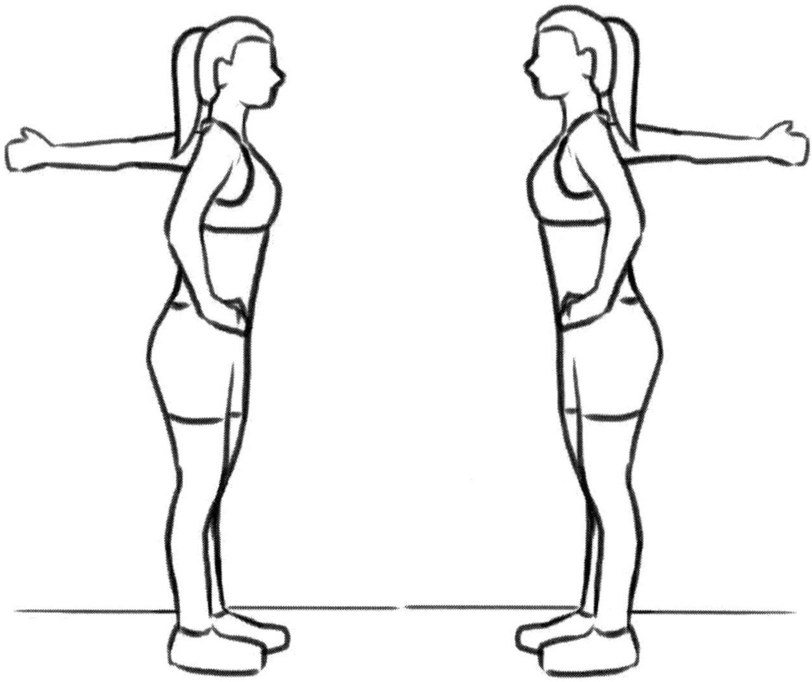

Groupes musculaires : Muscles de la poitrine, épaules.

Avantages : Etire les muscles de la poitrine, améliore la souplesse des épaules, favorise l'alignement postural.

Equipement : Mur d'appui.

19. Wall Roll Up:

Asseyez-vous sur le sol, face au mur, les jambes tendues et les pieds fléchis. Inspirez profondément et, en expirant, commencez une lente descente en rentrant le menton dans la poitrine et en fléchissant la colonne vertébrale vers l'avant. Inspirez en faisant une pause au bas du mouvement et expirez en engageant votre tronc pour amorcer la remontée. Remontez séquentiellement, en empilant chaque vertèbre jusqu'à la position assise droite.

SEQUENCE :

- Asseyez-vous sur le sol, face au mur, les jambes tendues et les pieds fléchis.
- Commencez par rentrer le menton dans la poitrine et descendez sur le dos, une vertèbre à la fois.
- Engagez votre tronc et utilisez le mur comme guide pour contrôler votre mouvement.
- Remontez en position assise en articulant la colonne vertébrale.

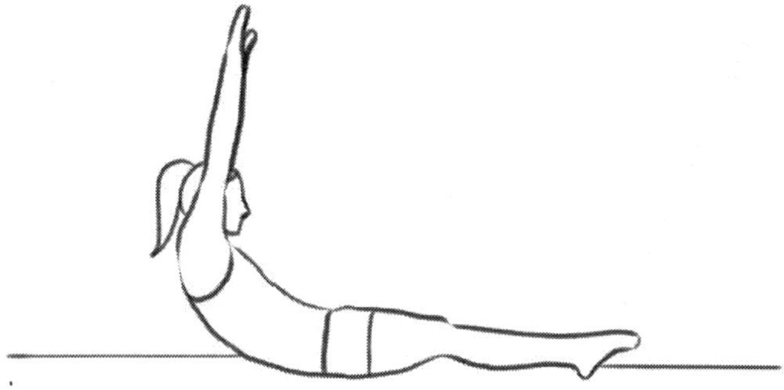

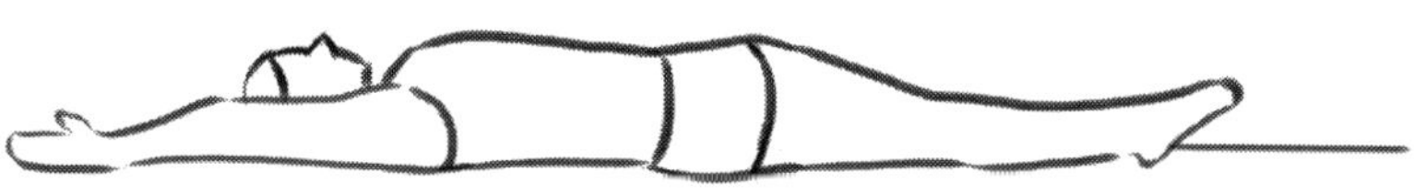

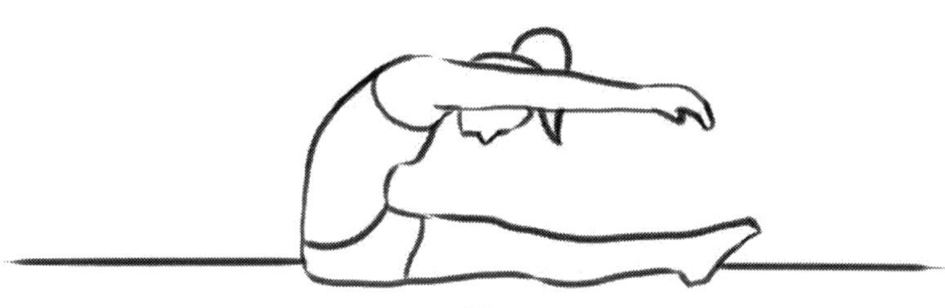

Groupes musculaires : Fléchisseurs de la colonne vertébrale, abdominaux.

Avantages : Améliore la mobilité de la colonne vertébrale, engage les muscles du tronc, améliore la souplesse des hanches.

Matériel : Aucun équipement n'est requis.

20. Wall Arm Press:

Placez-vous face au mur et posez vos paumes sur le mur à hauteur de votre poitrine. Inspirez en pliant les coudes et en amenant votre corps vers le mur, en sentant un étirement dans votre poitrine. Expirez en repoussant pour revenir à la position de départ, en tendant les bras. Engagez les muscles de la poitrine et les triceps tout au long du mouvement.

SEQUENCE :

- Placez-vous face au mur et placez vos paumes sur le mur à hauteur de votre poitrine.
- Pliez les coudes pour rapprocher votre corps du mur, puis repoussez-vous jusqu'à la position de départ.
- Concentrez-vous sur l'engagement des muscles de la poitrine et des triceps pendant le mouvement.

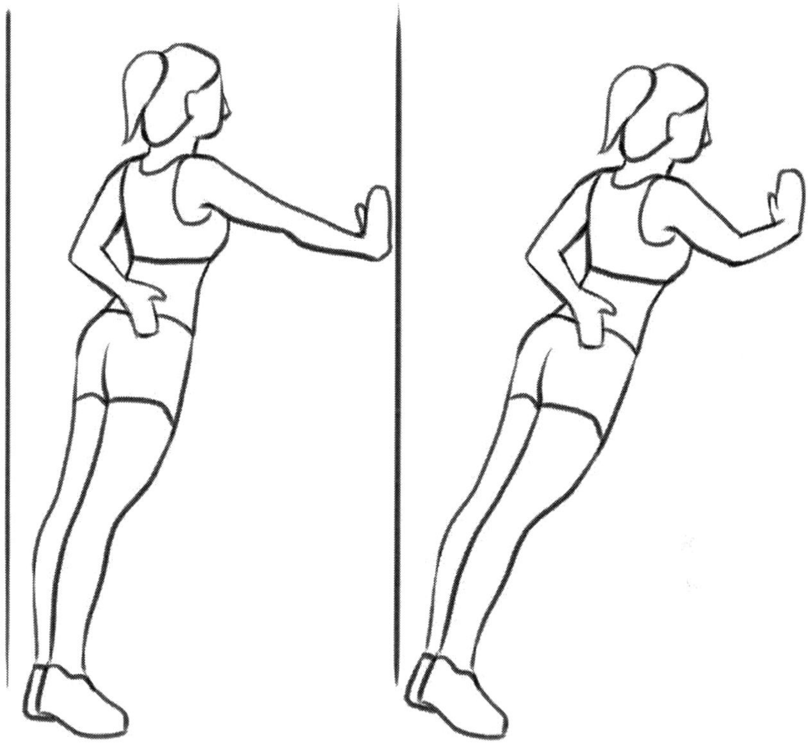

Groupes musculaires : Pectoraux, triceps, épaules.

Avantages : Cible les muscles de la poitrine et des triceps, renforce les stabilisateurs de l'épaule.

Equipement : Mur de résistance.

Ces instructions détaillées devraient vous aider à réaliser chaque exercice de Wall Pilates en respectant la forme et l'alignement. N'oubliez pas de vous concentrer sur votre respiration, d'engager vos muscles abdominaux et de bouger en pleine conscience tout au long de chaque exercice pour en tirer le meilleur parti. Si vous ne connaissez pas encore ces exercices, pensez à vous entraîner sous la direction d'un professeur de Pilates certifié afin de garantir votre sécurité et votre efficacité.

La respiration est essentielle

La respiration est un aspect essentiel du Pilates et joue un rôle crucial dans la pratique. Une bonne respiration permet d'augmenter le flux d'oxygène dans les muscles et aide également à se concentrer et à se détendre. Voici quelques-uns des principes clés de la respiration dans la méthode Pilates.

1. Respiration contrôlée : la méthode Pilates met l'accent sur une respiration contrôlée et rythmée, effectuée en même temps que les mouvements. Cela permet d'augmenter le flux d'oxygène vers les muscles et aide également à se concentrer et à se détendre.
2. Respiration complète : Le Pilates encourage les respirations complètes et profondes qui remplissent complètement les poumons. Cela permet d'augmenter le flux d'oxygène dans le corps et de calmer et dynamiser l'esprit.
3. Respiration par le nez : la méthode Pilates met l'accent sur la respiration par le nez, qui permet de filtrer et de réchauffer l'air avant qu'il ne pénètre dans les poumons. La respiration par le nez permet également de réguler le rythme de la respiration et d'augmenter le flux d'oxygène dans le corps.
4. Respiration abdominale : le Pilates encourage la respiration abdominale, où le diaphragme est utilisé pour contrôler la respiration. La respiration abdominale contribue à renforcer les muscles de l'abdomen et du bas du dos et à augmenter le flux d'oxygène dans le corps.
5. Respiration et mouvement : La méthode Pilates met l'accent sur le lien entre la respiration et le mouvement. La respiration s'effectue en même temps que les mouvements et est utilisée pour améliorer la concentration et la relaxation.
6. Expiration à l'effort : La méthode Pilates encourage l'expiration à l'effort, ce qui signifie que le souffle est expulsé pendant la partie la plus difficile du mouvement. Cela permet d'augmenter la concentration et de prévenir les blessures.

En conclusion, la respiration est un aspect essentiel du Pilates et joue un rôle crucial dans la pratique. Une bonne respiration permet d'augmenter le flux d'oxygène vers les muscles et aide également à se concentrer et à se détendre. Une respiration contrôlée et rythmée, des respirations complètes, une respiration par le nez, une respiration abdominale, une respiration en lien avec le mouvement, et une expiration à l'effort sont tous des principes clés de la respiration dans la méthode Pilates. Ces principes s'associent pour améliorer la condition physique et le bien-être en général, et pour créer une pratique d'exercice consciente et efficace.

PLANS D'ENTRAÎNEMENT

Voici 10 exemples de programmes d'entraînement utilisant les exercices de Wall Pilates que vous avez fournis. Veuillez noter que les durées, les calories brûlées et le nombre de répétitions sont approximatifs et peuvent varier en fonction de la condition physique et de l'intensité de chacun. Soyez toujours à l'écoute de votre corps et adaptez l'entraînement à votre propre rythme.

**N'oubliez pas de vous échauffer avant de commencer ces exercices et de vous refroidir après. L'hydratation est essentielle et il est conseillé de consulter un professionnel de la santé avant d'entamer un nouveau programme d'exercices, en particulier si vous souffrez de problèmes de santé.

**N'oubliez pas que le meilleur moment pour faire de l'exercice dépend de vos préférences personnelles et de votre emploi du temps quotidien. Choisissez un moment qui correspond à celui où vous vous sentez le plus éveillé, le plus énergique et le plus motivé. Privilégiez toujours la régularité et soyez à l'écoute de votre corps pour vous assurer de tirer le meilleur parti de vos séances d'entraînement tout en évitant le surmenage.

Plan d'entraînement 1 - Full Body Energizer :

Description : Cette séance d'entraînement est un moyen rapide et efficace de dynamiser l'ensemble du corps. Il cible différents groupes musculaires tout en apportant un regain de vitalité.

Moment recommandé : Le matin ou le midi, pour démarrer la journée ou pour refaire le plein d'énergie pendant une pause.

- Durée de l'examen : 15 minutes
- Brûlage de calories : ~100 calories
- Répétitions : 10-12 répétitions pour chaque exercice

1. Wall Squats - 1 minute
2. Wall Plank - 1 minute
3. Wall Roll Up - 1 minute
4. Wall Scissor - 1 minute
5. Wall Push-Ups - 1 minute
6. Wall Pike - 1 minute
7. Wall Leg Lifts - 1 minute
8. Wall Bridge - 1 minute
9. Wall Arm Circles - 1 minute
10. Wall Teaser - 1 minute

Plan d'entraînement 2 - Renforcement du tronc :

Description : Renforcez vos muscles centraux avec cette routine qui sollicite les abdominaux et le bas du dos. La stabilité du tronc est cruciale pour la force du corps et la posture.

Moment recommandé : le matin ou l'après-midi, lorsque votre corps est plus éveillé et que vous pouvez vous concentrer sur l'engagement efficace de votre tronc.

- Durée : 20 minutes
- Brûlage de calories : ~150 calories
- Répétitions : 12-15 répétitions pour chaque exercice

1. Wall Roll Down - 1 minute
2. Wall Leg Lifts - 1 minute
3. Wall Plank - 1 minute
4. Wall Teaser - 1 minute
5. Wall Scissor - 1 minute
6. Wall Pike - 1 minute
7. Wall Corkscrew - 1 minute
8. Wall Bridge - 1 minute
9. Wall Roll Up - 1 minute
10. Wall Chest Opener - 1 minute

Plan d'entraînement 3 - Brûler le bas du corps :

Description : Cette séance d'entraînement met l'accent sur la force du bas du corps, en ciblant les jambes, les fessiers et les ischio-jambiers. Il s'agit d'une excellente option pour ceux qui cherchent à tonifier et à modeler le bas de leur corps.

Moment recommandé : En fin d'après-midi ou en début de soirée, lorsque votre corps est échauffé et prêt à s'attaquer à une séance d'entraînement stimulante.

- Durée : 25 minutes
- Brûlage de calories : ~200 calories
- Répétitions : 15-20 répétitions pour chaque exercice

1. Wall Squats - 2 minutes
2. Wall Leg Lifts - 2 minutes
3. Wall Scissor - 2 minutes
4. Wall Side Leg Lifts (both sides) - 2 minutes
5. Wall Bridge - 2 minutes
6. Wall Pike - 2 minutes
7. Wall Hamstring Stretch - 2 minutes
8. Wall Corkscrew - 2 minutes
9. Wall Arm Circles - 2 minutes
10. Wall Teaser - 2 minutes

Plan d'entraînement 4 - Tonification du haut du corps :

Description : Concentrez-vous sur la sculpture du haut du corps avec des exercices qui ciblent les bras, les épaules et la poitrine. Cette routine permet d'améliorer la force et la posture du haut du corps.

Moment recommandé : Après-midi ou début de soirée, lorsque votre corps est réveillé et que vous pouvez consacrer du temps à la tonification du haut du corps.

- Durée de l'émission : 18 minutes
- Brûlage de calories : ~130 calories
- Répétitions : 12-15 répétitions pour chaque exercice

1. Wall Push-Ups - 1 minute
2. Wall Arm Circles - 1 minute
3. Wall Pike - 1 minute
4. Wall Arm Press - 1 minute
5. Wall Bridge - 1 minute
6. Wall Plank - 1 minute
7. Wall Teaser - 1 minute
8. Wall Roll Up - 1 minute
9. Wall Chest Opener - 1 minute
10. Wall Arm Circles - 1 minute

Plan d'entraînement 5 - Flexibilité du corps entier :

Description : Améliorez votre flexibilité et votre mobilité grâce à une combinaison d'exercices qui favorisent la flexibilité de la colonne vertébrale, la mobilité des ischio-jambiers et des hanches, et la souplesse générale du corps.

Moment recommandé : Matin ou soir, pour commencer la journée par des étirements en douceur ou pour se détendre après une journée bien remplie.

- Durée : 22 minutes
- Brûlage de calories : ~160 calories
- Répétitions : 12-15 répétitions pour chaque exercice

1. Wall Roll Down - 1 minute
2. Wall Hamstring Stretch - 2 minutes
3. Wall Plank - 1 minute
4. Wall Teaser - 1 minute
5. Wall Leg Lifts - 1 minute
6. Wall Bridge - 1 minute
7. Wall Mermaid Stretch (des deux côtés) - 2 minutes
8. Wall Cat-Cow - 2 minutes
9. Wall Arm Circles - 1 minute
10. Wall Roll Up - 1 minute

EXERCICES AVANCÉS

Ces exercices avancés de Pilates au mur ajoutent une couche supplémentaire de défi et de complexité à votre pratique. N'oubliez pas que passer à ces exercices nécessite une base solide dans les mouvements de base du Pilates au mur et une compréhension de la bonne forme. Donnez toujours la priorité à la sécurité et écoutez votre corps au fur et à mesure que vous progressez dans votre parcours Pilates.

1. **Préparation du handstand au mur:**

Description : Cet exercice vous prépare à l'équilibre sur les mains en utilisant le mur comme support et stabilité.

Séquence :

1. Commencez en position de planche, les pieds contre le mur.
2. Avancez vos pieds le long du mur, en laissant votre corps se mettre en position de "V" inversé.
3. Engagez votre tronc et appuyez vos mains sur le sol.
4. Soulevez une jambe du mur et étendez-la vers le haut.

Muscles : Épaules, abdominaux, bras.

Avantages : Développe la force des épaules, l'équilibre et le contrôle du corps nécessaires à l'équilibre sur les mains.

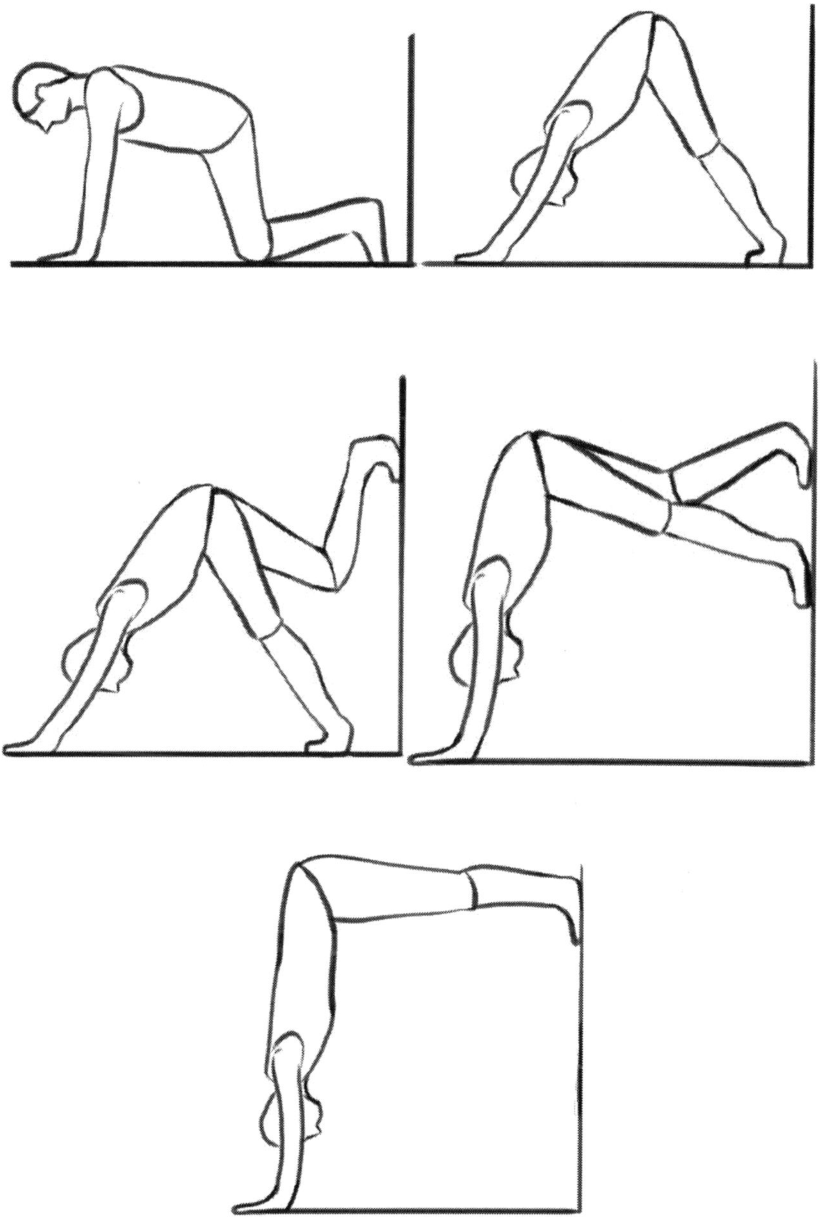

2. **Variation de la planche latérale sur le mur :**

Description : Un exercice de planche latérale stimulant utilisant le mur pour augmenter la stabilité et solliciter les muscles obliques.

Séquence :

1. Commencez en position de planche latérale, le coude et l'avant-bras contre le mur.
2. Soulevez vos hanches du sol, en créant une ligne droite de la tête aux talons.
3. Tendez le bras supérieur au-dessus de la tête.

Muscles : Obliques, épaules, abdominaux.

Avantages : Renforce les muscles obliques, améliore la stabilité du corps sur le côté et met à l'épreuve l'équilibre.

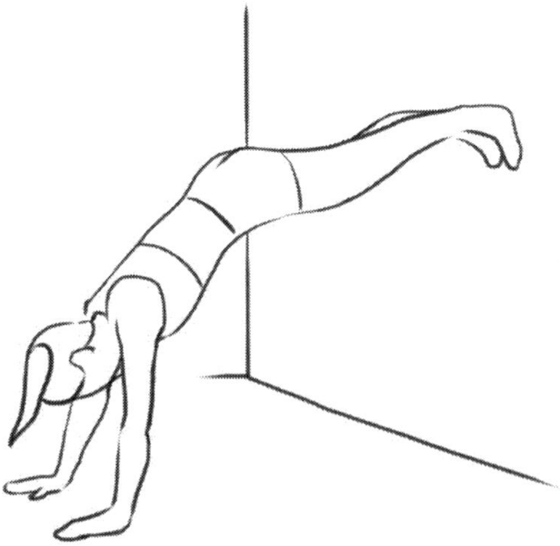

3. **Wall Scissor with Leg Circles:**

Description : Une version dynamique de l'exercice des ciseaux muraux qui incorpore des cercles de jambes pour un défi accru.

Séquence :

1. Commencez en position de ciseaux muraux.
2. Tout en gardant une jambe contre le mur, faites un cercle avec l'autre jambe en l'air.
3. Inverser le sens du cercle des jambes.
4. Alternez les cercles de jambes tout en maintenant l'engagement du tronc.

Muscles : Noyau, fléchisseurs de la hanche, quadriceps.

Avantages : Intensifie l'engagement du noyau, améliore la mobilité de la hanche et met à l'épreuve la coordination.

4. **Wall Handstands with Leg Variations:**

Description : En construisant sur la Préparation au Handstand au mur, cet exercice implique des variations de jambe alternées pour défier l'équilibre et la stabilité du noyau.

Séquence :

1. Commencez en position de préparation à l'appui renversé sur le mur.
2. Levez alternativement une jambe du mur et tendez-la vers le plafond.
3. Maintenez des mouvements contrôlés et engagez votre tronc tout au long de l'exercice.

Muscles : Épaules, abdominaux, jambes.

Avantages : Améliore la force des épaules, l'équilibre et la coordination des jambes.

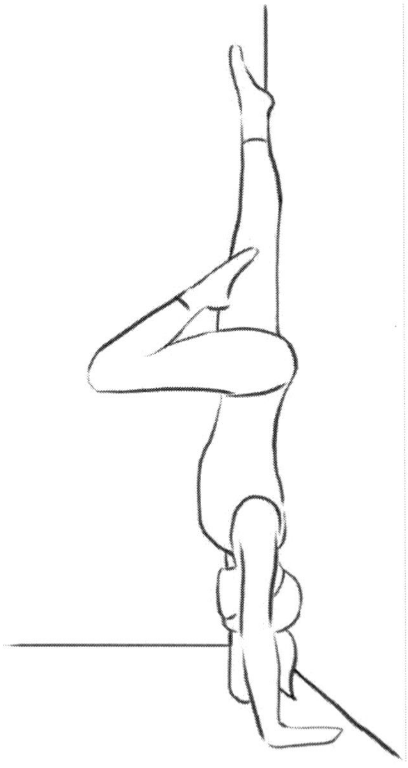

5. **Wall Roll Down with Twist:**

Description : Une variante plus avancée du Wall Roll Down qui inclut une composante rotative pour la mobilité de la colonne vertébrale.

Séquence :

1. Effectuer la descente en roulé-boulé comme décrit précédemment.
2. Au bas du mouvement, ajoutez une torsion en tendant un bras vers le pied opposé.
3. Alternez les côtés à chaque répétition.

Muscles : Extenseurs de la colonne vertébrale, obliques, abdominaux.

Avantages : Améliore la souplesse de la colonne vertébrale, fait travailler les muscles obliques et stimule le contrôle du tronc.

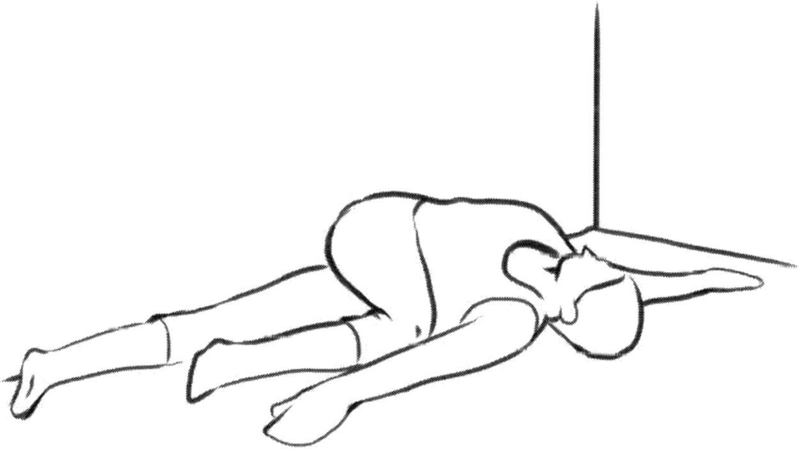

6. **Wall Planche Lean:**

Description : Une progression à partir du Wall Plank, cet exercice imite la position d'une planche et cible la force du haut du corps.

Séquence :

1. Commencez par vous mettre en position de Wall Plank, les mains sur le mur.
2. Déplacez votre poids vers l'avant, en appuyant vos épaules sur vos poignets.
3. Engagez votre tronc et soulevez légèrement vos pieds du mur, en maintenant une ligne droite de la tête aux talons.

Muscles : Épaules, abdominaux, triceps.

Avantages : Renforce la force des épaules et des triceps, stimule la stabilité du tronc et améliore la puissance globale du haut du corps.

7. **Wall Leg Circles:**

Description : Un exercice stimulant qui se concentre sur l'isolation et l'engagement des muscles des jambes dans des mouvements circulaires le long du mur.

Séquence :

1. Allongez-vous sur le dos, les jambes tendues vers le mur.
2. Commencez à faire des cercles de jambes contrôlés en déplaçant une jambe dans un mouvement circulaire le long du mur.
3. Inverser le sens du cercle après un nombre déterminé de répétitions.
4. Passez à l'autre jambe.

Muscles : Fléchisseurs des hanches, quadriceps, ischio-jambiers.

Avantages : Améliore la mobilité des hanches, renforce les muscles des jambes et stimule la stabilité du tronc.

8. **Wall Plank with Knee Tucks:**

Description : Cet exercice, qui surélève la Planche Murale en y ajoutant des montées de genoux, cible le tronc et les fléchisseurs des hanches.

Séquence :

1. Commencez en position de planche murale, les pieds contre le mur.
2. Engagez votre tronc et ramenez vos genoux vers votre poitrine, en arrondissant légèrement le dos.
3. Tendez les jambes pour revenir à la position Wall Plank.

Muscles : Noyau, fléchisseurs des hanches.

Avantages : Augmente la force du tronc, stimule la mobilité des fléchisseurs de la hanche et développe le contrôle dynamique du tronc.

9. **Wall Handstand Hold:**

Description : Cet exercice progresse à partir de la préparation à l'aplomb du mur, en se concentrant sur le maintien d'une position d'aplomb stable contre le mur.

Séquence :

1. Commencez en position de préparation à l'appui renversé sur le mur.
2. Soulever les deux jambes du mur, en les étirant vers le haut.
3. Engagez votre tronc et maintenez la position d'équilibre sur les mains, en gardant l'équilibre contre le mur.

Muscles : Épaules, abdominaux, bras.

Avantages : Améliore la stabilité des épaules, stimule la force du tronc et améliore la conscience globale du corps.

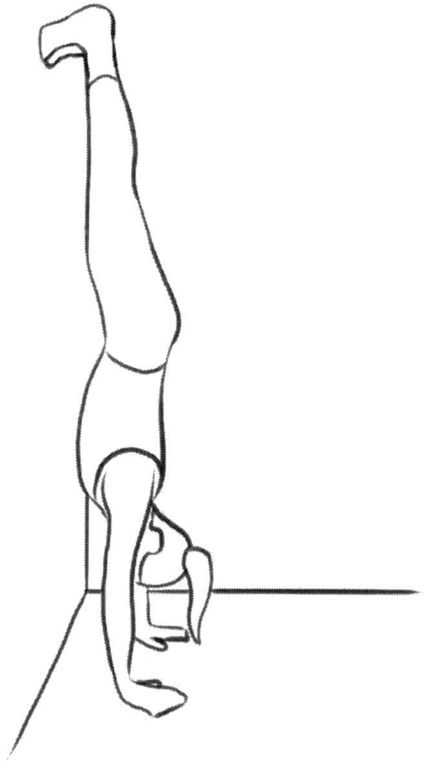

10. **Wall Superwoman:**

Description : Une version avancée du Wall Bridge qui sollicite l'ensemble de la chaîne postérieure et améliore la force du dos.

Séquence :

1. Allongez-vous sur le dos, les pieds sur le mur et les genoux pliés.
2. Soulevez vos hanches du sol et mettez-vous en position de pont mural.
3. Tendez les bras au-dessus de la tête, en direction du mur.

Muscles : Fessiers, ischio-jambiers, extenseurs de la colonne vertébrale.

Avantages : Renforce toute la partie arrière du corps, stimule l'activation des fessiers et des ischio-jambiers et favorise la santé du dos.

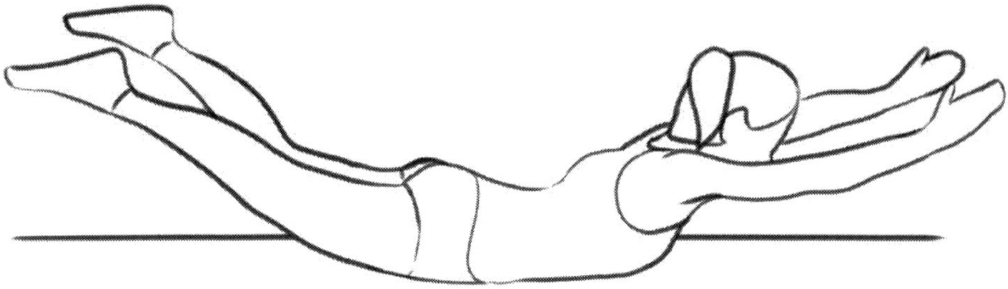

Exercices de réduction du stress

Le stress est un problème courant chez de nombreuses personnes âgées et peut avoir des conséquences négatives sur la santé, notamment l'anxiété, la dépression et l'hypertension artérielle. Le Pilates est un outil efficace pour réduire le stress car il favorise la relaxation, la pleine conscience et la paix intérieure.

Dans le Wall Pilates, les exercices de réduction du stress se concentrent généralement sur des mouvements lents et contrôlés, une respiration profonde et des techniques de visualisation. Voici quelques exercices qui peuvent aider à réduire le stress chez les personnes âgées :

- Roulade sur le mur : tenez-vous debout, le dos contre le mur et les bras tendus au-dessus de la tête. Descendez lentement le long du mur, en gardant les bras au-dessus de la tête et les genoux souples, jusqu'à ce que vous atteigniez une position assise sur le sol. Maintenez cette position pendant quelques respirations, puis remontez jusqu'à la position debout, une vertèbre à la fois.

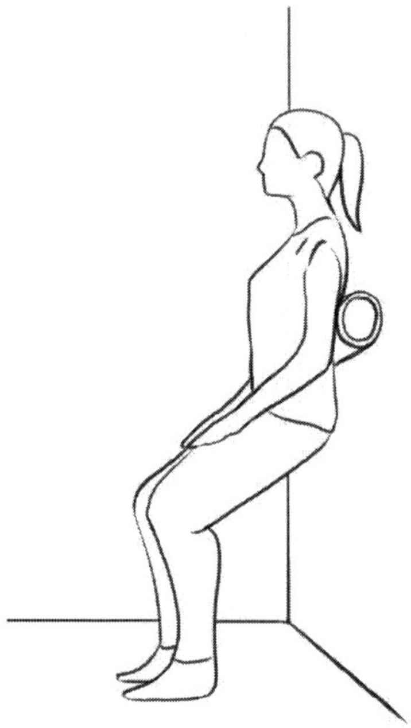

- Anges muraux : Mettez-vous debout, le dos contre le mur et les bras tendus au-dessus de la tête. En gardant les bras tendus, descendez-les le long du corps, puis remontez-les. Répétez ce mouvement pendant plusieurs respirations, en vous concentrant sur la sensation de mouvement de vos bras et sur le relâchement de la tension dans vos épaules.

- Pose de l'arbre mural : Tenez-vous debout, le dos contre le mur et les bras tendus au-dessus de la tête. Transférez votre poids sur un pied et soulevez l'autre pied du sol, en plaçant la plante de votre pied contre le mur. Maintenez cette position pendant plusieurs respirations, en vous concentrant sur la sensation de votre jambe debout qui vous soutient et sur le relâchement de la tension dans vos hanches.

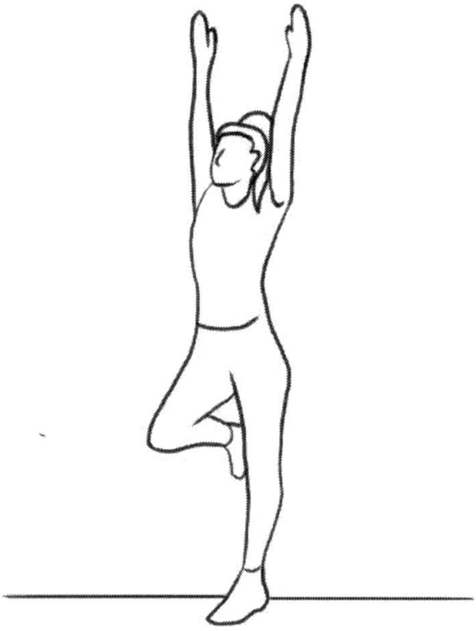

- Papillon mural : Placez-vous dos au mur, les mains appuyées contre le mur, les doigts dirigés vers le bas. Bougez vos mains dans un mouvement de battement, comme si vous imitiez les ailes d'un papillon. Répétez ce mouvement pendant plusieurs respirations, en vous concentrant sur la sensation de vos bras et le relâchement de la tension dans votre poitrine.

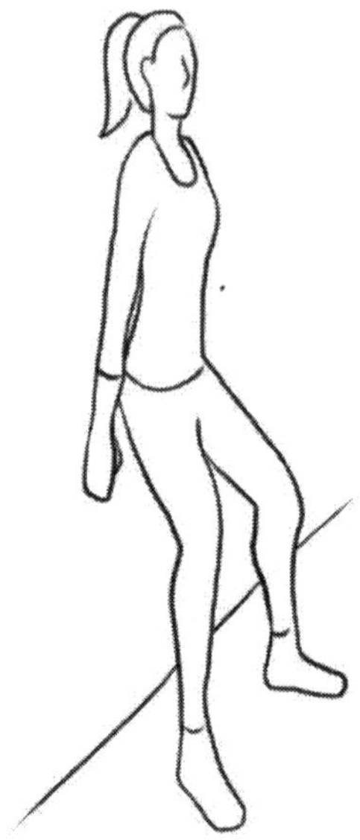

En incorporant ces exercices de réduction du stress dans votre pratique du Wall Pilates, vous pouvez aider à calmer votre esprit et à réduire votre niveau de stress général. De plus, en vous concentrant sur votre respiration et sur la sensation de votre corps en mouvement, vous pouvez cultiver un sentiment de pleine conscience et de relaxation qui se répercutera dans votre vie quotidienne.

Exercices muraux pour améliorer la mémoire

L'exercice n'est pas seulement bénéfique pour la santé physique, mais aussi pour les fonctions cognitives, y compris la mémoire. La recherche a montré que l'activité physique peut contribuer à améliorer la mémoire et à ralentir le déclin des fonctions cognitives lié à l'âge. Le Wall Pilates est un type d'exercice qui peut aider les personnes âgées à améliorer leur mémoire et leurs fonctions cognitives.

L'une des façons dont le Wall Pilates peut améliorer la mémoire est de favoriser la circulation sanguine dans le cerveau. L'exercice augmente le flux sanguin vers le cerveau, apportant plus d'oxygène et de nutriments aux neurones et favorisant leur croissance et leur survie. Cela peut conduire à une augmentation des fonctions cérébrales, y compris la mémoire. De plus, les exercices de Wall Pilates peuvent aider les personnes âgées à améliorer leur concentration.

En se concentrant sur la forme, la respiration et le mouvement, les personnes âgées peuvent améliorer leur capacité à se concentrer sur des tâches spécifiques. Cela peut contribuer à améliorer la mémoire en permettant aux personnes âgées de mieux encoder et se rappeler les informations.

Les exercices de Wall Pilates peuvent également aider les personnes âgées à réduire leur stress et à améliorer leur humeur, deux facteurs qui peuvent avoir un impact positif sur la mémoire. Le stress et la dépression ont été associés à un déclin des fonctions cognitives et de la mémoire, de sorte que la réduction de ces facteurs peut contribuer à améliorer la mémoire et les fonctions cognitives.

Pour améliorer la mémoire grâce au Wall Pilates, les personnes âgées peuvent essayer les exercices suivants :

- Lever de jambes : Cet exercice demande à la personne âgée de s'allonger sur le dos et de soulever ses jambes le long du mur. Cet exercice améliore la concentration et aide les personnes âgées à mieux contrôler leurs mouvements, ce qui peut améliorer leur mémoire.

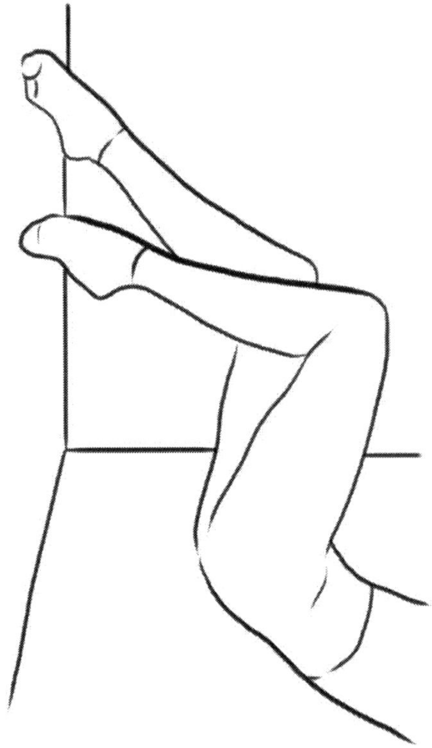

- Ciseaux : Cet exercice demande à la personne âgée de s'allonger sur le dos et de soulever alternativement ses jambes le long du mur. Cet exercice permet d'améliorer l'attention et la concentration et aide les personnes âgées à mieux contrôler leurs mouvements, ce qui peut améliorer leur mémoire.

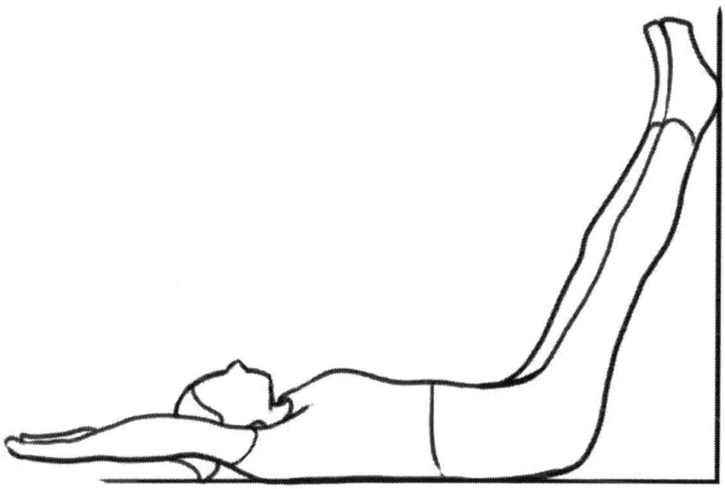

- Cercles de jambes : Cet exercice demande à la personne âgée de s'allonger sur le dos et de faire des cercles lents avec ses jambes. Cet exercice permet d'améliorer l'attention et la concentration et aide les personnes âgées à mieux contrôler leurs mouvements, ce qui peut améliorer leur mémoire.

- Cercles avec les bras : Cet exercice demande à la personne âgée de se tenir face au mur et de faire des cercles lents avec ses bras. Cet exercice permet d'améliorer l'attention et la concentration et aide les personnes âgées à mieux contrôler leurs mouvements, ce qui peut améliorer leur mémoire.

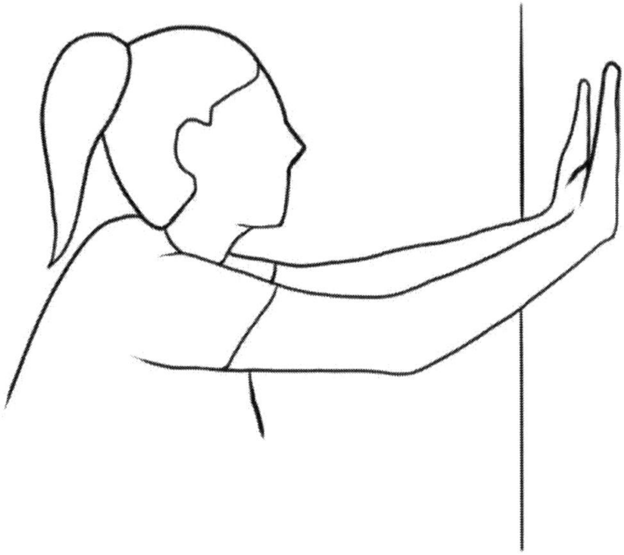

- Équilibre et extension : Cet exercice demande à la personne âgée de se tenir face au mur et de tendre un bras tout en gardant l'équilibre. Cet exercice permet d'améliorer l'attention et la concentration, et aide les personnes âgées à mieux contrôler leurs mouvements, ce qui peut améliorer leur mémoire.

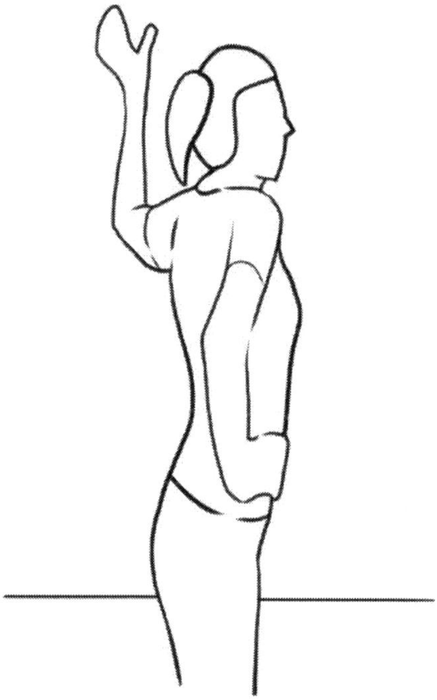

- Équilibre et extension avec le bras opposé : Cet exercice demande à la personne âgée de se tenir debout, dos au mur, et d'étendre un bras tout en soulevant simultanément la jambe opposée. Cet exercice permet d'améliorer l'attention et la concentration, et aide les personnes âgées à mieux contrôler leurs mouvements, ce qui peut améliorer leur mémoire.

N'oubliez pas qu'il est important de commencer lentement et d'augmenter progressivement l'intensité des exercices au fur et à mesure que les personnes âgées deviennent plus à l'aise et plus confiantes. Le Wall Pilates peut aider les personnes âgées à améliorer leur mémoire, mais il est important d'être à l'écoute de son corps et de ne pas aller trop loin. Si une personne âgée ressent une gêne ou une douleur, elle doit interrompre l'exercice et consulter un médecin.

Exercices muraux pour améliorer le sommeil

Le sommeil est essentiel au bien-être physique, mental et émotionnel, en particulier pour les personnes âgées. Le manque de sommeil peut entraîner de nombreux problèmes de santé, tels que la dépression, l'anxiété, la perte de mémoire et une diminution de la fonction immunitaire. La méthode Wall Pilates peut jouer un rôle important dans la promotion d'habitudes de sommeil saines. Les mouvements contrôlés et la respiration profonde qu'implique le Pilates peuvent aider à détendre le corps et à calmer l'esprit, ce qui peut conduire à une amélioration de la qualité du sommeil.

Voici quelques exercices de Pilates qui peuvent aider les personnes âgées à améliorer leur sommeil :

- The Cat-Cow Stretch: Cet exercice permet de relâcher les tensions dans le cou, le dos et la colonne vertébrale. Pour réaliser cet étirement, commencez par vous agenouiller devant le mur et placez vos mains sur le mur. En inspirant, cambrez le dos et levez le coccyx vers le plafond. Sur l'expiration, arrondissez le dos et rentrez le menton dans la poitrine. Répétez cet étirement plusieurs fois pour soulager les tensions du corps et favoriser la relaxation.

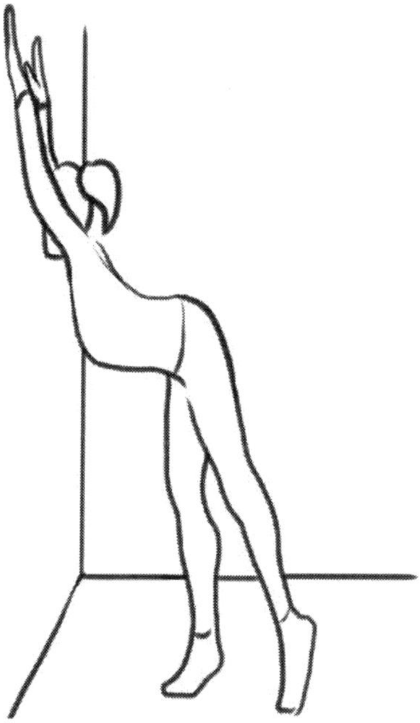

- The Shoulder Bridge: Cet exercice renforce les hanches, les fessiers et le bas du dos et peut aider à soulager les tensions dans le bas du dos et les hanches. Pour réaliser le pont des épaules, allongez-vous sur le dos, les pieds à plat contre le mur et les genoux pliés. Soulevez vos hanches vers le plafond et maintenez la position pendant quelques secondes. Répétez cet exercice plusieurs fois pour obtenir de meilleurs résultats.

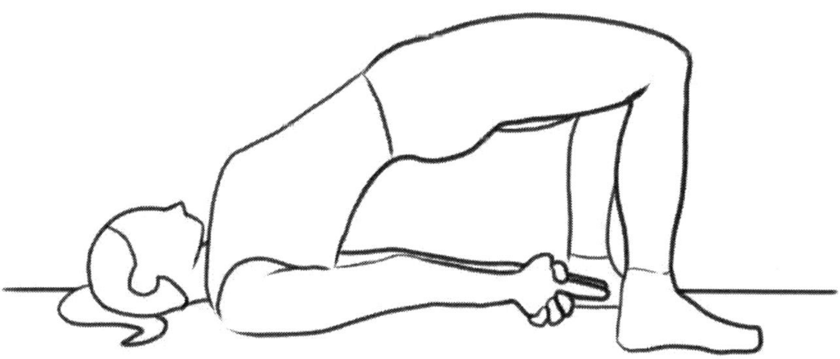

- L'étirement des jambes au mur : Cet exercice améliore la souplesse des hanches, des jambes et du bas du dos. Pour réaliser l'étirement des jambes, placez-vous face au mur et placez vos mains sur le mur pour garder l'équilibre. En gardant la jambe gauche droite, pliez le genou droit et placez votre pied droit sur le mur. Maintenez cette position pendant quelques secondes, puis changez de côté. Répétez cet exercice plusieurs fois de chaque côté.

- L'étirement des ischio-jambiers au mur : Cet exercice améliore la souplesse des ischio-jambiers et du bas du dos. Pour réaliser l'étirement des ischio-jambiers, tenez-vous face au mur et placez vos mains sur le mur pour garder l'équilibre. En gardant la jambe droite droite, pliez le genou gauche et placez votre pied gauche sur le mur. Maintenez cette position pendant quelques secondes, puis changez de côté. Répétez cet exercice plusieurs fois de chaque côté.

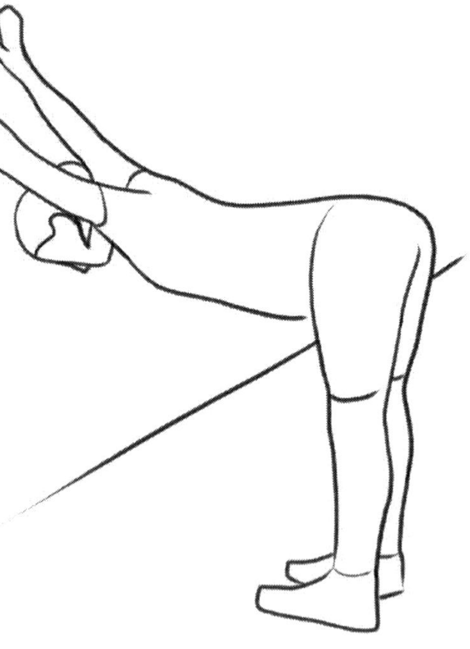

- Le squat mural : Cet exercice renforce les jambes et les hanches et peut aider à soulager les tensions dans les hanches et le bas du dos. Pour effectuer le squat mural, placez-vous face au mur, les pieds écartés de la largeur des épaules. Descendez lentement le long du mur, en gardant les pieds à plat sur le sol. Maintenez cette position pendant quelques secondes, puis remontez lentement. Répétez cet exercice plusieurs fois pour obtenir de meilleurs résultats.

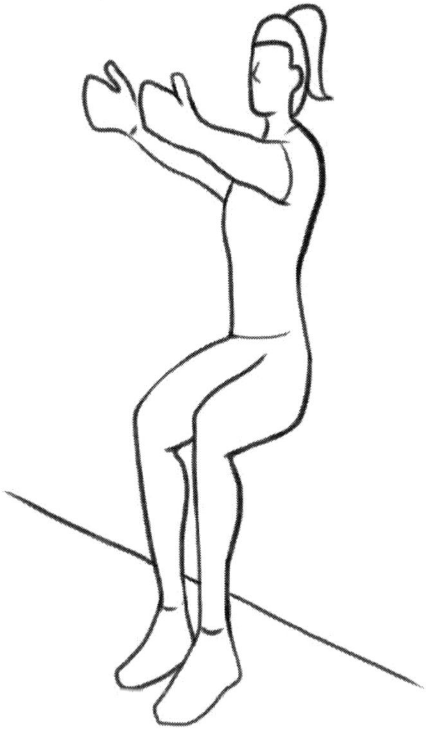

En intégrant ces exercices à votre programme Wall Pilates, vous pouvez améliorer la qualité de votre sommeil et favoriser votre bien-être physique et mental. Il est important d'être à l'écoute de son corps et de ne pas se surpasser. Commencez lentement et augmentez progressivement la difficulté et la durée de vos exercices au fur et à mesure que vous vous sentez plus à l'aise et plus confiant. Avec le temps et la régularité, vous serez étonné des effets positifs que le Wall Pilates peut avoir sur votre sommeil et votre santé en général

Exercices au mur pour améliorer la circulation

La circulation fait référence au flux sanguin et à l'oxygène à travers le corps, et elle est essentielle pour maintenir une bonne santé. Une mauvaise circulation peut entraîner divers problèmes de santé, notamment la fatigue, les douleurs articulaires et même la formation de caillots sanguins. Les personnes âgées, en particulier, peuvent souffrir d'une mauvaise circulation en raison des changements liés à l'âge dans le système cardiovasculaire. Cependant, l'intégration d'exercices de Pilates dans votre routine de remise en forme peut contribuer à améliorer la circulation et à stimuler la santé cardiovasculaire globale.

L'un des principaux avantages du Pilates est qu'il favorise une bonne posture et contribue à améliorer l'alignement de la colonne vertébrale. Cela peut contribuer à améliorer la circulation en veillant à ce que le sang et l'oxygène circulent librement dans tout le corps. De plus, les exercices de Pilates se concentrent sur des mouvements lents et contrôlés qui encouragent le flux sanguin et la fourniture d'oxygène aux muscles.

Un exercice Pilates particulièrement efficace pour améliorer la circulation sanguine est le "Rolling Like a Ball" (rouler comme une balle). Cet exercice consiste à s'allonger sur le dos et à faire rouler son corps comme une balle. Ce mouvement permet de stimuler le système circulatoire et d'améliorer la circulation sanguine, en particulier dans les jambes. Un autre excellent exercice pour améliorer la circulation est les Ciseaux, qui consiste à vous allonger sur le dos et à alterner le mouvement de vos jambes de haut en bas. Cet exercice favorise la circulation sanguine dans les jambes, ce qui peut contribuer à réduire le risque de formation de caillots sanguins.

L'exercice Footwork est un autre excellent moyen d'améliorer la circulation. Cet exercice consiste à s'allonger sur le dos et à lever les jambes de haut en bas, ce qui favorise la circulation sanguine et l'apport d'oxygène aux jambes. L'exercice des cercles de jambes est également une excellente option, car il consiste à faire tourner les jambes dans un mouvement circulaire. Ce mouvement aide à favoriser la circulation dans les jambes et peut également contribuer à améliorer la flexibilité.

Enfin, l'exercice de traction sur les jambes est un excellent moyen d'améliorer la circulation dans les jambes et les hanches. Cet exercice consiste à s'allonger sur le dos et à soulever une jambe vers la poitrine, puis à la tendre vers le plafond. Ce mouvement aide à stimuler la circulation dans les jambes et les hanches, et peut également contribuer à renforcer les muscles de ces zones.

En conclusion, l'intégration d'exercices de Pilates dans votre programme de remise en forme peut contribuer à améliorer la circulation sanguine et à renforcer la santé cardiovasculaire en général. Ces exercices se concentrent sur des mouvements lents et contrôlés qui encouragent le flux sanguin et la fourniture d'oxygène aux muscles, et ils constituent une excellente manière de réduire le risque de caillots sanguins, de fatigue, de douleurs articulaires et d'autres problèmes de santé liés à la circulation. Si vous souhaitez améliorer votre circulation sanguine et votre santé cardiovasculaire en général, pensez à ajouter le Pilates à votre programme d'exercices dès aujourd'hui.

Routine Wall Pilates et défi de 10 jours

Vous trouverez chaque jour une citation d'un philosophe ainsi qu'une explication pour chaque jour du défi Wall Pilates de 10 jours :

Introduction : Bienvenue dans ce voyage transformateur qu'est le Wall Pilates, une fusion de mouvements conscients, de renforcement de la force et d'amélioration de la souplesse. Dans ce chapitre, nous allons explorer un programme complet de Wall Pilates conçu pour exploiter la puissance du mur en tant qu'outil dynamique pour obtenir un corps équilibré et revigoré. Préparez-vous à vous lancer dans un défi de 10 jours qui vous guidera à travers des séances d'entraînement quotidiennes, chacune conçue pour cibler des groupes musculaires spécifiques, stimuler votre énergie et favoriser une connexion plus profonde entre votre esprit et votre corps.

Préparez-vous à vous engager dans un voyage de 10 jours qui revitalisera votre routine de remise en forme. Chaque jour, vous effectuerez une séance d'entraînement Wall Pilates ciblant différents groupes musculaires. Le défi est conçu pour s'intensifier progressivement, vous aidant à développer votre force, votre flexibilité et votre conscience corporelle tout au long du programme.

Jour 1 : Éveil du corps entier

"La plus grande richesse est la santé. - Virgile

Explication : La citation de Virgile souligne que notre bien-être et notre santé sont les biens les plus précieux que nous possédons. En commençant le défi par un réveil complet du corps, nous investissons dans notre santé physique, en favorisant la force et la vitalité qui, en fin de compte, contribuent à notre richesse globale.

- Description : Commencez par une séquence équilibrée pour réveiller votre corps tout entier et donner le ton pour le défi.

- Exercices : Wall Squats, Wall Plank, Wall Roll Down, Wall Scissor, Wall Push-Ups, Wall Pike, Wall Leg Lifts, Wall Bridge, Wall Arm Circles, Wall Teaser.
- Conseil : Concentrez-vous sur des mouvements contrôlés, un alignement correct et une respiration attentive.

Jour 2 : Puissance de base

"La connaissance de soi est le début de toute sagesse. - Aristote

Explication : L'intuition d'Aristote souligne l'importance de la conscience de soi. En pratiquant des exercices centrés sur le tronc, nous cultivons la conscience du centre de notre corps et nous nous alignons sur notre sagesse intérieure pour renforcer notre tronc, fondement de la stabilité physique.

- Description : Plongez dans une routine centrée sur le tronc qui renforce la partie médiane de votre corps et améliore votre stabilité.
- Exercices : Wall Roll Down, Wall Leg Lifts, Wall Plank, Wall Teaser, Wall Scissor, Wall Pike, Wall Corkscrew, Wall Bridge, Wall Roll Up, Wall Chest Opener.
- Conseil : engagez votre tronc tout au long de chaque exercice, en maintenant un lien étroit entre votre respiration et votre mouvement.

Jour 3 : Intensité du bas du corps

"Le corps réalise ce que l'esprit croit. - Inconnu

Explication : Cette citation souligne la puissance du lien entre le corps et l'esprit. Lorsque vous faites des exercices pour le bas du corps, n'oubliez pas que la force et l'intensité que vous atteignez sont intrinsèquement liées aux croyances que vous avez sur vos capacités. Faites confiance à la capacité de votre corps à relever le défi.

- Description : Concentrez-vous sur le bas du corps avec des exercices conçus pour sculpter et renforcer vos jambes et vos fessiers.
- Exercices : Wall Squats, Wall Leg Lifts, Wall Scissor, Wall Side Leg Lifts, Wall Bridge, Wall Pike, Wall Hamstring Stretch, Wall Corkscrew, Wall Arm Circles, Wall Teaser.
- Conseil : Veillez à aligner correctement les genoux et les hanches lorsque vous effectuez des mouvements du bas du corps.

Jour 4 : Sculpture du haut du corps

"L'âme se teint de la couleur de ses pensées. - Marc Aurèle

Explication : Les mots de Marc Aurèle nous rappellent que nos pensées façonnent notre être. Lorsque l'on sculpte le haut du corps, le fait d'entretenir des pensées positives et de se concentrer sur la force que l'on cultive peut conduire à des séances d'entraînement plus efficaces et plus satisfaisantes.

- Description : Améliorez la force et la posture du haut de votre corps grâce à un entraînement ciblant les bras, les épaules et la poitrine.
- Exercices : Wall Push-Ups, Wall Arm Circles, Wall Pike, Wall Arm Press, Wall Bridge, Wall Plank, Wall Teaser, Wall Roll Up, Wall Chest Opener, Wall Arm Circles.
- Conseil : maintenez la stabilité des épaules pendant les exercices du haut du corps en engageant les muscles scapulaires.

Jour 5 : Flexibilité et mobilité

"C'est dans la souplesse et l'équilibre que réside la force éternelle. - Lao Tzu

Explication : La sagesse de Lao Tseu met l'accent sur l'importance de la souplesse et de l'équilibre. En faisant des étirements et des exercices d'amélioration de la mobilité, nous ne favorisons pas seulement la souplesse physique, mais nous cultivons aussi l'équilibre intérieur et la résilience.

- Description : Des étirements et des mouvements doux pour améliorer la flexibilité et accroître la mobilité de tout le corps.
- Exercices : : Wall Roll Down, Wall Hamstring Stretch, Wall Plank, Wall Teaser, Wall Leg Lifts, Wall Bridge, Wall Mermaid Stretch, Wall Cat-Cow, Wall Arm Circles, Wall Roll Up.
- Conseil : respirez profondément et expirez lorsque vous approfondissez chaque étirement, ce qui permet à vos muscles de relâcher la tension.

Jour 6 : Défi de base

"La force ne vient pas de la capacité physique. Elle vient d'une volonté indomptable." - Mahatma Gandhi

Explication : Les mots de Gandhi résonnent avec la force intérieure requise pour les exercices de base. Lorsque nous effectuons des exercices dynamiques, c'est notre détermination inébranlable qui nous propulse vers l'avant, renforçant ainsi le lien entre le corps et l'esprit.

- Description : Poussez votre tronc vers de nouveaux sommets avec des exercices dynamiques qui exigent force, stabilité et contrôle.
- Exercices : Wall Roll Down, Wall Plank with Knee Tucks, Wall Teaser, Wall Scissor with Leg Circles, Wall Pike, Wall Leg Lifts, Wall Bridge, Wall Arm Circles, Wall Roll Up, Wall Corkscrew.
- Conseil : maintenez une forte connexion entre le corps et l'esprit pour assurer une exécution précise de chaque mouvement de base.

Jour 7 : Repos actif et récupération

"Celui qui prend des médicaments et néglige de suivre un régime alimentaire gaspille les compétences de ses médecins. - Proverbe chinois

Explication : Ce proverbe souligne l'importance d'un bien-être global. En ce jour de repos et de récupération, rappelez-vous qu'il est essentiel de nourrir à la fois votre corps et votre esprit pour obtenir une santé optimale. La récupération active soutient le travail que vous avez accompli jusqu'à présent.

- Description : Des mouvements doux et des étirements réparateurs pour favoriser la récupération et le rajeunissement.
- Exercices : Wall Cat-Cow, Wall Spine Stretch, Wall Mermaid Stretch, Wall Hamstring Stretch, Wall Arm Circles.
- Conseil : profitez de cette journée pour honorer le besoin de récupération active de votre corps et pour vous préparer aux défis qui vous attendent.

Jour 8 : Exploration des mouvements avancés

"Un navire au port est en sécurité, mais ce n'est pas pour cela qu'il est construit. - John A. Shedd

Explication : Cette citation nous encourage à sortir de nos zones de confort. En explorant des mouvements avancés, rappelez-vous que la croissance vient souvent en s'aventurant dans de nouveaux territoires. Relevez le défi et saisissez l'occasion de repousser vos limites.

- Description : Plongez dans des exercices de Wall Pilates plus avancés pour stimuler davantage votre force, votre équilibre et votre coordination.
- Exercices : Wall Handstand Prep, Wall Side Plank Variation, Wall Scissor with Leg Circles, Wall Handstands with Leg Variations, Wall Roll Down with Twist, Wall Planche Lean, Wall Leg Circles,

Wall Plank with Knee Tucks, Wall Handstand Hold, Wall Superwoman.

- Conseil : soyez patient avec vous-même lorsque vous explorez des mouvements avancés, en vous concentrant sur une forme correcte et une progression graduelle.

Jour 9 : Intégration dynamique

"Le tout est plus grand que la somme des parties". - Aristote

Explication : La philosophie d'Aristote résonne avec l'idée de synergie. Lorsque vous combinez différents exercices pour un entraînement dynamique, n'oubliez pas que l'impact collectif de ces mouvements est plus profond que celui de chaque exercice pris individuellement. C'est un témoignage de l'interconnexion des systèmes de votre corps.

- Description : Combinez les exercices pour un entraînement dynamique qui intègre plusieurs groupes musculaires, améliorant ainsi la connectivité de votre corps.
- Exercices : Mélangez les exercices des jours précédents pour créer une routine unique qui sollicite votre corps d'une manière nouvelle.
- Conseil : Saisissez l'occasion de mélanger différents mouvements pour créer une séance d'entraînement fluide et complète.

Jour 10 : Maîtrise totale du corps

"La seule vraie sagesse consiste à savoir que l'on ne sait rien. - Socrate

Explication : La réflexion de Socrate souligne la valeur de l'humilité et de l'apprentissage tout au long de la vie. À l'approche du dernier jour du défi, reconnaissez que la maîtrise n'est pas une destination, mais un voyage permanent. Appréciez les progrès que vous avez réalisés et restez ouvert à la croissance et à la découverte permanentes.

- Description : Célébrez la fin du défi avec une routine complète qui engage tout votre corps, mettant en valeur vos progrès et votre nouvelle force.
- Exercices : Concevez une séance d'entraînement en sélectionnant des exercices dans toutes les catégories, y compris le corps entier, le tronc, le bas du corps et le haut du corps.
- Conseil : Réfléchissez à votre parcours et appréciez le sentiment d'accomplissement que vous éprouvez en parcourant cette séance d'entraînement ultime.

Conclusion

Félicitations pour avoir relevé le défi des 10 jours de Pilates sur le mur ! Ce chapitre vous a guidé dans une expérience transformatrice, en vous aidant à exploiter la puissance du mur pour améliorer votre condition physique. Que vous soyez novice en Pilates ou pratiquant chevronné, cette routine et ce défi offrent une approche unique pour développer la force, améliorer la flexibilité et favoriser une connexion profonde entre votre esprit et votre corps. N'oubliez pas que la constance est la clé, et que ce chapitre est une ressource que vous pouvez consulter chaque fois que vous êtes prêt à vous engager dans le monde enrichissant du Wall Pilates.

Conclusion : Améliorez votre bien-être avec le Wall Pilates

Félicitations pour avoir terminé ce voyage transformateur à travers le Wall Pilates ! En explorant la fusion unique de mouvements conscients, de renforcement de la force et d'amélioration de la souplesse, vous avez découvert une voie vers une version plus saine et plus équilibrée de vous-même. Pour conclure, réfléchissons à l'importance du Wall Pilates, à ses origines et à son impact mondial, et discutons de la manière de l'intégrer à votre routine quotidienne pour un bien-être durable.

Embrasser le Wall Pilates Conseils : Tout au long de ce chapitre, vous avez pratiqué une série d'exercices de Wall Pilates, des plus élémentaires aux plus avancés. Rappelez-vous que la régularité et l'attention sont essentielles pour récolter les fruits de votre travail. Voici quelques conseils qui vous accompagneront tout au long de votre parcours en Wall Pilates :

1. **Connexion corps-esprit :** Concentrez-vous sur la synergie entre votre corps et le mur. Sentez le soutien, la résistance et l'alignement qu'il fournit, amplifiant l'efficacité de chaque mouvement.
2. **Conscience de la respiration :** Synchronisez votre respiration avec vos mouvements. Inspirez pour vous préparer et expirez lorsque vous vous engagez et exercez un effort. Une bonne respiration favorise l'activation et la relaxation des muscles.
3. **Progressez graduellement :** Lorsque vous explorez des exercices avancés, respectez les limites de votre corps. Progressez à un rythme où vous vous sentez à l'aise et en sécurité, en laissant votre force et votre coordination se développer naturellement.
4. **La forme plutôt que la répétition :** La qualité l'emporte sur la quantité. Maintenez une forme correcte, même si cela implique de faire moins de répétitions. Un alignement correct garantit un engagement optimal des muscles et prévient les blessures.

5. **Écoutez votre corps :** Votre corps est votre guide. Si un exercice vous semble inconfortable ou douloureux, modifiez-le ou passez-le. Adaptez la routine à vos besoins et à vos capacités.

Le pouvoir de l'intégration quotidienne : Incorporer le Wall Pilates dans votre routine quotidienne est un investissement puissant dans votre bien-être général. Tout comme nous prenons soin de notre santé physique, il est tout aussi important de prendre soin de notre état mental et émotionnel. En consacrant du temps au Wall Pilates, vous créez un espace pour favoriser l'équilibre, évacuer le stress et revigorer votre corps et votre esprit.

Influence mondiale et origines : Le Wall Pilates a transcendé les frontières et est aujourd'hui adopté dans le monde entier. Ses origines remontent aux fondements du Pilates traditionnel, où Joseph Pilates a conçu des exercices utilisant les murs comme support et résistance. Au fil du temps, le concept a évolué pour devenir le Wall Pilates, offrant une nouvelle perspective sur l'incorporation du mur en tant qu'accessoire polyvalent pour amplifier les bénéfices de la pratique.

Inspirer l'action : Alors que vous vous trouvez au bord du précipice pour intégrer plus pleinement Wall Pilates dans votre vie, laissez ces mots vous rappeler le potentiel illimité que vous détenez :

La vie est une symphonie de mouvements, et votre corps en est le chef d'orchestre. Avec chaque exercice Wall Pilates, vous composez un chef-d'œuvre harmonieux, un chef-d'œuvre qui résonne non seulement avec la vitalité physique, mais aussi avec la symphonie du soin de soi, de la découverte de soi et de l'amour de soi.

Alors que le Wall Pilates continue d'étendre ses ailes à travers le monde, imaginez-vous comme une partie intégrante de ce mouvement mondial. Imaginez d'innombrables personnes, tout comme vous, enrichissant leur vie grâce au pouvoir du mouvement et de la vie en pleine conscience. En franchissant cette étape, vous contribuez à un monde où le soin de soi est une priorité, où le bien-être holistique est défendu et où le cheminement de chaque personne vers une santé optimale est célébré.

Alors, cher lecteur, le moment est venu de vous embarquer dans votre propre voyage Wall Pilates. Acceptez les exercices, les moments d'attention et le potentiel de transformation qui vous attendent. C'est votre invitation à prendre les rênes de votre bien-être, à embrasser la vitalité que vous offre le Wall Pilates et à vous lancer dans un voyage de découverte de soi, de force et d'équilibre qui durera toute votre vie. Commencez dès aujourd'hui et laissez chaque mouvement témoigner de votre engagement envers la santé, le soin de soi et la personne incroyable que vous êtes en train de devenir. Votre corps, votre esprit et votre âme sont prêts à prendre leur envol - laissez Wall Pilates vous donner des ailes.

Printed in France by Amazon
Brétigny-sur-Orge, FR

14781419R00054